老祖宗传下来的老偏方

常见小病妙方 壹

主审/国医大师 李济仁　编著/王维恒

中国科学技术出版社

·北京·

图书在版编目（CIP）数据

老祖宗传下来的老偏方．壹，常见小病妙方 / 王维恒编著．— 北京：中国科学技术出版社，2018.9（2024.6 重印）

ISBN 978-7-5046-7675-7

Ⅰ．①老… Ⅱ．①王… Ⅲ．①常见病－土方－汇编 Ⅳ．① R289.2

中国版本图书馆 CIP 数据核字（2017）第 226413 号

策划编辑	焦健姿
责任编辑	黄维佳
装帧设计	长天印艺
责任校对	马思志
责任印制	徐　飞

出　　版	中国科学技术出版社
发　　行	中国科学技术出版社有限公司销售中心
地　　址	北京市海淀区中关村南大街 16 号
邮　　编	100081
发行电话	010-62173865
传　　真	010-62173081
网　　址	http://www.cspbooks.com.cn

开　　本	710mm×1000mm　1/16
字　　数	220 千字
印　　张	15
版　　次	2018 年 9 月第 1 版
印　　次	2024 年 6 月第 2 次印刷
印　　刷	河北环京美印刷有限公司
书　　号	ISBN 978-7-5046-7675-7 / R·2106
定　　价	49.00 元

丛书编委会

主　审　国医大师　李济仁

主　编　王维恒

副主编　杨吉祥　张卫阳

编　者　（以姓氏笔画为序）

王　芳　王　君　王　婷　王维恒

王赛赛　杨吉祥　汪　文　张卫阳

胡　芳　黄　芳　董海燕

内容提要

　　《老祖宗传下来的老偏方·壹：常见小病妙方》是由十余位中医专家联袂编写而成的大众中医科普力作。全书针对现代人的常见病、多发病，精选了近40种病证，搜集了切于实用、灵验奇效的偏方近200首，并结合中医学理论和西医学原理，对每首偏方的用药依据、科学原理和适应证进行了深入浅出的分析。本着"弃其糟粕，取其精华"的精神，书中摒弃了一些缺乏科学性、实用性，甚至对人体不利的民间治疗方法，所选偏方均来源可靠，安全有效，配方简单，取材方便，易于操作，成本低廉，以有助于读者及患者掌握应用作为立足点，指导读者更好地爱护自己、爱护家人。

前　言

所谓偏方，指药味不多，大众所未知者，而对某些病症具有独特疗效的药方。中国传统医药，"自神农尝百草"以来，历经五千年而不衰，留下来的偏方更是历久弥坚，绝非西药所能替代。

民间素有"小偏方治大病""单方气死名医""不信偏方不治病"之说，偏方治病几乎有口皆碑，深入民心。例如：治风湿性关节炎，用雪莲花15克，黄酒100毫升，将雪莲花浸入黄酒中，7日后饮用，可达到温中散寒、活血通络、祛湿消炎的理想疗效；若不慎皮肤上生有瘊子，可用牛倒嚼沫适量，涂擦患处，连续涂7日，可以治愈；一根大葱就能治感冒风寒，还能治许多疾病；一块生姜就可治多种病症；刚摘下的绿叶就能使癫痫患者马上苏醒……这些民间偏方简单易行，疗效显著，方便实用，花小钱治大病，甚至很多时候不花分文就能治好疑难杂症，以致那些西医名家们也拍案称奇，如非亲眼所见，好像天方夜谭，使人们不得不承认中医之伟大，中国偏方之神奇妙用。

有人说中医药是国粹，更有人说民间偏方是"国宝"，是中华医药宝库中的一朵奇葩。正因为中华医学的博大精深，使得许多当代著名的中医学家辛勤不倦，遍收古今，广采博引，集腋成裘，荟以成集，为本已浩瀚如烟的中医文献增添了瑰丽的篇章。

偏方是老祖宗代代相传的宝贵遗产，为不使这一中华药库中之瑰宝失传或流失，让诸多有效的治疗方法造福于广大患者，笔者与同道们多方搜集"切于实用、灵验奇效"之偏方，并在临床上对收集的偏方、单方加以验证，又本着"撷取精华、重在实效"的原则编撰此书，选方立足于家庭，着眼于"简、便、廉、验"。希望使丛书能深入到每一个家庭，成为寻常百姓家庭防病、治病、康复、养生必备读物。

本书广泛搜集了老百姓常用的民间偏方，本着"弃其糟粕，取其精华"的精神，摒弃了一些缺乏科学性、实用性，甚至对人体不利的民间治疗方法，汇编了大量有效、无毒的民间偏方。丛书所收偏方有的来自杏林名家，有的来自祖传，有的是佚人秘方，有的是从民间辑录，更多的是编者通过临床实践检验的总结。这些民间偏方防治疾病的范围非常广，涵盖了内、外、妇、儿、五官、皮肤等多科常见病，且组方合理，取材方便，成本低廉，非常适合现代家庭应用。本书全用现代白话文编写，可适合不同年龄、不同层次的读者阅读。

王维恒

目　录

伤风感冒，来碗"神仙粥"汗畅身爽

症　状　感冒头痛，浑身酸痛，鼻塞流涕
老偏方　糯米、生姜、葱，加醋共熬粥

老李周末在离家较远的河边钓鱼，突然遇上大暴雨，回避不及淋了个一身透湿，并因此生了病。周日早上，老李的老伴打电话给我，想让我这个做医生的朋友去给他看一看病。我赶紧前往，老李看见我便从床上坐起，止不住打了几个喷嚏。他向我诉说，昨天钓鱼淋雨后，到了晚上就感觉到头痛，浑身酸痛，乏力、恶寒，有点咳嗽，好像还有点发热。听声音就知道老李鼻子还有点塞。我给他把了脉，脉浮紧；看了舌，舌淡红，苔薄白。我说这是风寒感冒，尚属初起轻症，就不必去医院了。正好听说老李还没用早餐，我笑着对他夫人说，给他来碗"神仙粥"吧，喝下后稍出汗就没事了。于是，我便让她按以下方法煮一碗稀粥。

◎"神仙粥"（一）

组成：糯米 50 克。

用法：将糯米放于砂锅内，加水两碗，煮至米熟，加入生姜 5 片、带须葱白 5 根，煮一二沸后，再加米醋 50 毫升，和匀即可。趁热食粥，覆被而卧，以微汗出为佳。

这个粥方源自清代学者褚人获所著的一本小说《坚瓠集》，那可是近四百年前的老药方。这个方子看起来不起眼，可功效却不小，原书上讲"神仙粥专治感冒风寒暑湿，头痛骨痛，并四时疫气流行等证"。这个粥方的配伍也很精当，以糯米补养、益胃生津为君，葱发散为臣，而又以酸醋敛之，共奏扶正祛邪、发汗解表之功。老年体虚，外感风寒、暑湿而致头痛，身痛，鼻塞流涕，咳嗽痰多，恶寒发热诸症，均可辅以食疗。用法也很有讲究，要趁热食粥（或只饮粥汤亦可），食粥后要立即盖好被子睡卧一会，捂出汗，但以微微汗出为度。从药理学角度分析，葱中所含的大蒜素具有明显的抵御细菌和病毒的作用；生姜也能发挥某些抗生素的作用，它的辛温发散作用能使血管扩张，血液循环加快，促使身上的毛孔张开，这样不但能把多余的热带走，同时还把体内的病菌、寒气一同带出。醋对流感病毒具有良好的杀灭作用，同时食醋对甲型链球菌、卡他球菌、肺炎双球菌、白色葡萄球菌及流感杆菌等5种细菌也有杀菌作用。虽然这是个古老的偏方，但配方的科学性却得到西医学的佐证。我国民间广为流传的歌诀"一把糯米煮成汤，七根葱白七片姜，熬熟对入半杯醋，伤风感冒保安康"，说的就是"神仙粥"。

　　"神仙粥"这个食疗方还可见于清代文人朱彝尊编撰的《食宪鸿秘》，其配方相同，只是剂量上稍有差异。朱彝尊是清朝的一代博学鸿儒，他曾精辟阐释这个食疗方的方义"米以补之，葱以散之，醋以收之，三合甚妙"，可治感冒伤风初起之症。

　　清代陶承熹编撰的《惠直堂经验方》是一本汇辑临床各科有效成方与民间单方的书，这里记载的"神仙粥"与我前面讲的组方也基本相同。

◎ **"神仙粥"（二）**

组成：葱白（连根、叶）7 条，生姜（捣
　　　碎）5 大片，白糯米 30 克。

用法：水 900 毫升，煎清粥 400 毫升，
　　　入老醋 75 毫升，趁热饮之。待
　　　汗大出而愈。患者肚内饱胀，
不思饮食者，即不用糯米，单以葱、姜煎服，米醋应后入，
不宜久煮。

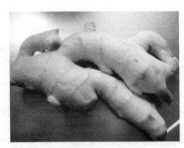

这里的用法值得我们应用时注意：一是煮清粥，米汤足，防止发汗后津
伤口渴；二是用老醋（老陈醋），老醋酸性程度高，出汗后可及时敛汗；三
是葱、姜不宜久煎，醋要后下。再就是，如果患者肚内饱胀，不思饮食，去
糯米。家庭应用时，好方也要掌握好的应用方法，这样才能起到事半功倍的
效果。

老李按我的要求服下一碗热气腾腾的药粥，喝完粥后覆被躺卧不到 3 分
钟就出汗了，10 多分钟后他就说身体轻松多了。我告诉老李，暂避风寒，将
息调养，指日无恙，遂告辞而归。第二天老李打电话给我报平安，说他现在
几乎没有病痛的感觉——霍然病已！

温馨提示

感冒食疗要分清寒热

中医将感冒分为寒性（风寒）感冒及热性（风热）感冒两大类。寒性感冒常见怕冷较重、发热较轻、全身酸痛、鼻塞流清涕、口不渴或渴而喜热饮、咽痒欲咳、痰白质清稀等症状，服用"神仙粥"之类是比较适宜的；热性感冒则常见身热明显、微微怕冷、咽喉肿痛、咳嗽痰黄、鼻塞流浊涕、口渴喜冷饮等症，如果服用"神仙粥"，则无异于火上浇油。风热感冒推荐大家用薄荷豆豉粥：淡豆豉20克，薄荷15克，煎汤备用。粳米100克熬粥，待粥成时，将煎汤倒入，稍煮即可。此方能清热解表和胃，治风热感冒还是有一定疗效的。

不论寒性或热性感冒，饮食皆宜清淡，以稀饭、面汤、新鲜蔬菜和水果为宜，忌食油腻、生冷、黏滞、荤腥及不新鲜的海产等物，并应卧床休息，注意保暖，勿淋雨、涉水，以免二度感冒。中医学称二度感冒为"重感"，重感治疗起来就不那么轻松了。

"老慢支" 久咳不愈，核桃白果为你解忧

症　状　久咳不愈，痰多、气喘

老偏方　核桃仁膏方＋药茶；白果膏方

张老今年 64 岁，有"老慢支"宿疾，经常咳嗽、咳痰，动则胸闷气喘，每遇感冒、寒冷，或稍事活动时即加重。他服了许多镇咳、祛痰的西药，虽然能暂时缓解症状，可效果不长久，他便询问我有没有可以长期服用的中医偏方。我通过诊察发现：患者精神疲惫，畏寒肢冷，短气乏力，腰腿酸痛，阵发性咳嗽，咳白黏痰，胸闷气喘，动辄尤甚，夜间加重。舌淡暗，舌体胖嫩，苔白腻滑，脉沉细。我告诉张老，这属于虚寒咳喘，要用温肾纳气的药治疗。于是我给他介绍了用核桃食疗的两个方子。

◎ **核桃补骨脂膏**

组成：核桃仁 600 克，补骨脂 300 克，蜂蜜适量。

用法：将核桃仁研烂如泥；补骨脂以黄酒拌炒，研极细末。上 2 味与蜂蜜一起调和如饴，贮瓶备用。每日早、晚各服一大匙，温黄酒送服。不能饮酒者，可用温开水送服。

这则方剂中的核桃性温、味甘，有健胃、补血、润肺、养神等功效。《本草纲目》说它能"补气养血，润燥化痰，益命门，处三焦，温肺润肠，治虚

寒喘咳，腰脚重疼，心腹疝痛，血痢肠风"。补骨脂性味辛、苦，温。有温肾助阳、纳气、止泻的功效。可用于阳痿遗精，遗尿尿频，腰膝冷痛，肾虚作喘，五更泄泻等证。药理实验表明，补骨脂对由组胺引起的气管收缩有明显的舒张作用，用药后15分钟作用最强，疗效略逊于氨茶碱，但有治本之功。蜂蜜佐之，以增强润肺止咳的功效。从中医五行学说分析方义，补骨脂属火，能补相火以通君火，暖丹田，壮元阳；核桃属木，能通命门，利三焦，温肺润肠，补气养血。二药相配，有木火相生之妙。凡下焦虚寒，肾虚喘嗽，腰腿酸痛，用之皆验。

◎久喘桃肉茶

组成：核桃肉30克，雨前茶15克，炼蜜5茶匙。

用法：将前2味研为末，拌匀，加炼蜜，以沸水冲泡，当茶饮。每日1剂，不拘时温服。

这则方剂功能润肺平喘，止咳，适用于肾虚咳喘日久，动辄气短喘促，口干、腰酸、耳鸣等患者。方中雨前茶，即谷雨前后（公历4月5日—4月20日）采制细嫩芽尖制成的茶叶。雨前茶虽不及明前茶（清明前采摘的茶）那么细嫩，但由于这时气温高，芽叶生长相对较快，积累的内含物也较丰富，因此雨前茶往往滋味鲜浓而耐泡。明代许次纾在《茶疏》中谈到采茶时节时说："清明太早，立夏太迟，谷雨前后，其时适中。"对江浙一带普通的炒青绿茶来说，清明后，谷雨前，确实是最适宜的采制春茶的季节。据说，从时间上分，明前茶是茶中的极品，只宜品尝，入药功弱；雨前茶是茶中的上品，既是佳茗，亦可入药，最合时宜。

张老按照我说的方法，同时服用两个方子，半个月后，咳喘的症状缓解了许多。他继续服了1个月，咳喘不再发作，而且腰不酸腿不痛，精神、体力倍增。张老至今还在服用核桃补骨脂膏巩固疗效。其实，这个食疗方不仅治病，还有调补身体的作用，中老年人常服还可延年益寿，悦心明目，补肾强筋骨呢！

　　这里还有一则验方值得推荐，那就是以核桃、白果为主药的银杏膏。

◎银杏膏

组成：陈细茶（略焙为细末）、白果肉（一半去白膜，一半去红膜
　　　捣烂）、核桃肉（捣）各120克，加蜜250克。

用法：入锅内炼成膏，不拘时服，每次2汤匙。

功效：补肾，润肺，止咳，平喘。

主治：用于慢性气管炎和年久咳嗽咳痰。

　　这则方中除了有上面二方的核桃外，主药则用了白果，其次是陈细茶。白果性平，味甘、苦、涩。能敛肺气，定喘嗽，除痰止咳，对于肺病咳嗽、老人虚弱体质的哮喘及各种哮喘痰多者，均有辅助食疗作用。药理学研究证实，白果中含有的白果酸、白果酚，经实验证实有抑菌和杀菌的作用，可用于治疗呼吸道感染性疾病；白果外种皮中所含的白果酸及白果酚等，有抗结核杆菌的作用。白果用油浸后对结核杆菌有很强的抑制作用，用生菜油浸渍的新鲜果实，对改善肺结核所致的发热、盗汗、咳嗽、咯血、食欲不振等症状有一定的缓解作用。因此，该方可用于治疗肺结核。方中陈细茶，茶末也，其药性平和，有比较好的理气化痰作用。《新修本草》说："茶

味甘、苦，微寒无毒，去痰热，消宿食，利小便。"我们在临床上应用表明，这个方子对慢性支气管咳喘日久，肺结核肺肾两虚的咳嗽痰多，都有很好的辅助食疗作用。

 温馨提示

冬病夏治膏贴敷治咳喘

药物组成：炙白芥子、延胡索各21克，甘遂、细辛各12克。

用法：4药共研细末，在三伏天使用，每次用1/3的药面，加生姜汁调成膏状，分别将药面放在6块直径为5厘米的油纸上贴在背部肺俞（在背部第3胸椎棘突下，旁开1.5寸）、心俞（在背部，当第5胸椎棘突下，旁开1.5寸）、膈俞（在背部，当第7胸椎棘突下，旁开1.5寸）6个穴位上，均为双侧同时取穴；然后用胶布固定4～6小时后去掉，每于初伏、中伏、末伏敷贴3次，连续贴治3年。中药贴敷源于中医的经络学说，既有刺激穴位的作用，又有药物被局部吸收发挥的药理作用。经研究证明，敷贴药后能调整大脑皮质和自主神经系统的功能，改善机体的反应性，降低机体的过敏状态，增强机体的抗病能力，从而能达到冬病夏治的预防性作用。冬病夏治膏效果最为理想的是治疗呼吸系统疾病，其适应证主要有慢性支气管炎、支气管哮喘、肺气肿、慢性阻塞性肺疾病等长期咳喘，身冷背寒，经常咳吐白稀痰，且冬季易发者。

令人苦恼的偏头痛，一味菊花饮竟收全功

症　状　发作性一侧、双侧或左右交替的头痛，
　　　　　常伴恶心、呕吐
老偏方　菊花饮；菊花粥；菊花枕

李先生今年 38 岁。患顽固性偏头痛 2 年，久治不愈。他说自己右侧头痛，常连及前额及眉棱骨，而且常觉口苦心烦，头目眩晕，睡眠不佳。我为患者察色按脉，见其面色赤，舌红，苔薄、微黄，脉弦，便知其属少阳枢机不利，肝阳偏亢之候。于是，我提笔为其书方，他却打断了我，说他吃中药太多，嫌煎中药麻烦，希望我给他介绍一个简易的偏方。我只得尊重患者意愿，给他介绍了下面的处方。

◎一味菊花饮

组成：杭菊花 20 克。

用法：每日 1 剂，开水 1000 毫升浸泡，分早、午、晚饮用或代茶
　　　常年饮用。2 个月为 1 个疗程。

他按照我说的方法服用了半个月，头痛发作的次数就明显减少了，服了 2 个月后就基本上没有再发作过，而且没有头目眩晕的症状，晚上睡得也很香。后来他一直在喝菊花饮，说是害怕复发。用这个汤剂治疗偏头痛屡试屡验，

治疗显效短则半个月，长则 2 个月。有的患者一直坚持每日代茶饮用，不但治愈了偏头痛，还治愈了多年的失眠症；偏头痛伴高血压的患者，服药后血压均有不同程度的下降，并能稳定血压水平。

偏头痛不能单纯从字面上理解，它是一种以头部血管舒缩功能障碍为主要特点的临床综合征。全国流行病学调查结果显示，偏头痛的标化患病率位居各种神经疾病的首位，女性 4 倍于男性，且 1/3 有家族史。其临床表现为发作性一侧、双侧或左右交替的头痛，多以偏侧搏动性头痛为主，常伴有恶心、呕吐等胃肠症状，且畏光、畏声。每次头痛发作持续 4～72 小时，轻重和频率不一，间歇期一如常人。气候变化、紧张焦虑、失眠疲劳、月经来潮常为其诱发因素。本病属于"头痛""头风""厥头痛"等范畴，主要是由于感受外邪，情志内伤，饮食不节，久病致瘀，造成肝、脾、肾等脏腑功能失调，风袭脑络，痰浊阻滞，瘀血阻络所引起。本病在治疗上采取祛风、活血、化痰、通络等方法。

菊花味辛、甘、苦，性微寒。归肺、肝经。有疏风清热，平肝明目，解毒消肿之功效。临床上，菊花常用于外感风热及温病初起，发热、头痛、咳嗽、咽痛；肝阳上亢之头痛眩晕，视物昏花，目赤肿痛等症。我国现存最早的药典《神农本草经》称其"主诸风头眩肿痛"，《药性论》谓其"治头目风热，风旋倒地，脑骨疼痛"，《本草经疏》称"菊花专制风木，故为祛风要药"。偏头痛多挟风邪，所以用菊花祛风是合乎中医治则的。《本草新编》又说："目痛骤用之，成功甚速。"此言不谬，临床观察到，偏头痛反复发作后出现眼球运动障碍的眼肌麻痹型偏头痛，或视觉障碍先兆症状者，服用了菊花饮后症状会有明显改善。菊花为什么能治偏头痛？从西医学角度分析，偏头痛为发作性血管神经功能障碍。药理学研究显示，菊花对心血管系统的保护作用尤为显著，菊花可扩张冠状动脉，增加血流量，改善血液循环，降低血压，对冠心病，高血压，动脉硬化、血清胆固醇过高症都有很好的疗效。所以服用这个汤剂，不仅能防治偏头痛，而且还有养生保健的功效，常服并未见有副作用的发生。不过，菊花性微寒，有气虚胃寒、食少泄泻的症状者，应暂停服用。

此外，菊花作枕治疗偏头痛也有一定疗效。这里介绍一则由菊花配伍的药枕。

◎ **祛风明目菊花枕**

组成：菊花（干品）1000 克，川芎 400 克，牡丹皮、白芷各 200 克。

用法：诸药拣净，拌匀，充分干燥后装入枕套内，使药物气味缓慢挥发。一般每个药枕可连续使用半年左右。

功效：清肝明目，祛风止痛。

主治：适用于头风头痛、偏正头痛、目疾、高血压病、冠心病等。

菊花枕的配方简便，所用药材在中药店都能配齐，而且制作起来也简单，疗效安全可靠。方中菊花疏风清热，清肝明目；川芎活血祛瘀，行气开郁，祛风止痛，为治疗头痛的首选要药；白芷辛香散结而入血止痛，祛风湿，止疼痛，是治疗头风痛、偏头痛、眉棱骨痛、鼻渊（鼻窦炎、额窦炎）头痛、齿痛等最为常用而有特效的药物；牡丹皮清热凉血，又有散瘀之功效。菊花与这 3 味药配伍，有相辅相成、加强药力的作用，对于偏头痛是有确切疗效的。常用菊花枕的人，会感到神清气爽，精神饱满。读者朋友如不嫌连篇累牍，那就不妨让我为你再介绍一则菊花枕的配方。

◎ **菊花清肝枕**

组成：杭菊花 500 克，冬桑叶 500 克，野菊花 500 克，辛夷 500 克，薄荷 200 克，红花 100 克，冰片 50 克。

用法：上药除冰片外，烘干，共研细末，兑入冰片和匀，用纱布包
　　　裹，装入枕芯，制成药枕，令患者枕之。

功效：平肝潜阳。

主治：肝阳上亢引起的偏头痛。症见头部胀痛或跳痛，以额颞部疼
　　　痛多见；或伴眩晕、情绪不畅；或正值月经期加重；或心烦
　　　易怒，夜寐不安，口苦口干，舌红苔黄。

　　菊花为枕，古已有之。南宋著名诗人陆游素有"收菊作枕"的习惯，他在《剑南诗稿》中就曾留下了"余年二十时，尚作菊枕诗。采菊缝枕囊，余香满室生"的诗句。陆游的《偶复采菊缝枕囊凄然有感》诗亦云："采得黄花做枕囊，曲屏深幌闷幽香。唤回四十三年梦，灯暗无人说断肠。"诗人的苦乐衷肠流露其间：梦中虽失旧时知音伴，安寐却得黄花幽香随。晚年时，陆游又写了一首《老态》诗，诗中曰："头风便菊枕，足痹倚藜床。"明朝李时珍的《本草纲目》有菊花"作枕明目"之说。可见菊花不只是观赏名花，还可填制枕头以健身疗疾。

　　菊花治头痛，用法有多样。下面再为朋友们介绍几则用菊花治头痛的验方。

◎菊花粥

组成：菊花 15 克，粳米 100 克。

用法：将粳米洗净，入锅加适量清水熬粥，米熟后加入菊花再煮 5
　　　分钟左右即成。

服法：每日吃 1 剂，最好作为早餐食用。

功效：清肝火，散风热。

主治：尤其适合有心烦易怒、面色赤红等症状的偏头痛患者。

◎ 菊花白芷饮

组成：菊花、白芷各 9 克。

用法：将菊花和白芷一起研成细末。将此药末用开水冲泡后代茶饮用。每日饮 1 剂，分数次饮用。

功效：疏风清热，解痉止痛。

主治：适合各种原因引起的偏头痛患者。

 温馨提示

偏头痛要掌握正确的防治方法

由于偏头痛呈反复发作的慢性过程，给患者带来难以忍受的痛苦，因此，掌握正确的防治方法十分重要。首先要尽量避免诱发因素，如过度紧张、疲劳、睡眠不足、过饥过饱、噪声、强光刺激，对酒精饮料、奶酪、熏鱼、巧克力等也应少食。本病一般不危及生命，患者应消除紧张、恐惧心理，控制情绪波动，保持轻松、愉快的情绪，以利气血正常运行，防止头痛发作。

失眠让人愁白头，千年古方解烦忧

症　状　难以入睡，或睡后易醒，烦扰不宁
老偏方　半夏秫米汤；甘麦大枣汤

现代人生活压力大，很多人都被失眠、多梦、睡眠质量不佳所困扰。晚上睡不好，白天更加疲倦，如此恶性循环，工作及生活质量都深受影响，身体也更加衰弱，严重危害身心健康。

很多人为了入睡，常靠安眠药和酒精来助眠，结果却适得其反，吃药容易成瘾，药量越吃越大；虽能快速入睡，却是浅层睡眠，没有真正得到休息，而且两者都是治标不治本，因而无法解决失眠的根本问题。失眠让人烦恼，越烦越睡不着。怪不得古人有"华山居士如容见，不觅仙方觅睡方"之喟叹。

治疗失眠，当明辨虚实，审因论治，务在调神。自我综合调理必不可少，在祛除病因，改善卫生习惯和生活规律，创造良好的睡眠环境和条件，缓解入睡前紧张情绪的基础上，辨证使用中医食疗方，往往能获佳效。我在这里首先介绍一个非常古老的方剂，出自我国现存最早的医学典籍《黄帝内经》，原方名为"半夏汤"，后人称其为"半夏秫米汤"，方中的秫米也就是高粱米。

◎半夏秫米汤

组成：秫米（高粱米）30～100克，清半夏10～15克（大剂量
　　　可用到90克）。

用法：先煎半夏30分钟，去渣取汁，入高粱米煮作粥。晚上睡前
　　　1小时空腹食用。

功效：交通阴阳，和胃安眠。

主治：适用于食滞不化、胃中不适而引起失眠，对某些顽固性失眠
　　　疗效颇佳。

　　《黄帝内经》成书距今已有2000多年，因为这个古老的方剂药味平常，后世人多忽视不用，致良方埋没罕为人知，有识之士则藏之为秘方。其实，此方妙就妙在配伍用药精当。方中半夏生于夏半之时，为阴阳交换之季，实为由阳入阴之候，故能通阴阳和表里，使心中之阳渐渐潜藏于阴，而入睡乡也。半夏通阴阳，秫米能和脾胃，阴阳通，脾胃和，其人即可安睡。所以《黄帝内经》中说"饮药后，覆杯即瞑"，指的就是收效神速。

　　半夏治失眠远胜于酸枣仁和首乌藤、合欢花之类。药理学研究证实，清半夏可显著增加戊巴比妥钠阈下催眠剂量的睡眠率，并有延长戊巴比妥钠睡眠时间的趋势。我在临床治疗严重失眠或经常服用大量安定类药物的患者，为了当晚起效，取得患者对中医之信赖，一般都是启用"杀手锏"——半夏秫米汤，患者服完即可以熟睡。说到这里大家也许不信，用此方治失眠古往今来验案无数，但是能否达到百试百验恐不多。这里有个诀窍，不妨告诉大家：一是量要大，二是晚服。

大量是一剂少则 60 克，多则 90 克，量少疗效减半。清代医家吴鞠通关于半夏用量，有"一两降逆，二两安眠"的经验之谈。

晚服是白天不要吃，晚饭时吃 1 次，临睡前 1 小时吃 1 次。临床上很多医生不讲究用药方法，开了镇静安神药，不交代服法，仍然叫患者按传统服法，一日两服，上午 1 次，下午 1 次，结果很多患者，上午服后昏昏欲睡或者干脆中午又睡一觉，这样到晚上就很难入睡。

有患者或许会担心半夏用大剂量会不会有毒性，这里说明一下：治失眠不要用生半夏，要用制半夏或清半夏。清半夏为白矾与水共制的，半夏之毒可被白矾浸泡解除其毒性（入煎前用清水反复洗几次，以去除矾味）。所以，大剂量应用于治疗失眠是经验之谈，大可放心。医圣张仲景的《伤寒论》和《黄帝内经》记载用半夏都是以升计量，而且很普遍，从未见有中毒记载。清代《吴鞠通医案·卷四·痰饮》载：治疗一位七十五岁老者，半夏用到二两。清代的二两相当于 74.6 克。后人不知从什么时间起竟说其有毒。那么问题究竟出在哪里呢？实际上半夏和山药、芋头属一类，仔细观察，它们皮下都有一层黏液类的物质，经常做饭的人都知道在刮山药、芋头的皮后，手都会刺激发痒，双手在火上一烤就好了，二物煮熟都不辣口，而且很面甜。实际上半夏也是这样的，皮下有黏液，所以《伤寒论》用半夏的条文下都注有"洗"字，洗去黏液就是为了去除刺激皮肤黏膜的副作用。因该黏液物质能刺激喉头水肿引起人窒息死亡，这就是半夏有毒之说的缘由。但是该黏液物质一经高温就不存在刺激性了，懂得这个道理就可以放心大胆地去用。记住！一定要高温先煮。如果还不放心，不妨自己先从 15 克吃起，按 15 克依次递加试一试。

前不久李女士找到我，说睡觉不大好，躺在床上很长时间睡不着，晚上睡眠时间不足 5 小时，而且睡得不深，吃了许多安定、镇静之类的西药没见大效，不吃药就不行。看她脸色很不好，黑眼圈明显表现出疲惫。我便让她服半夏秫米汤，告诉她这个方子经许多人应用于治疗失眠效果很好。李女士同意了，我就给她开了如下的方子：高粱米50克，清半夏90克，共3剂。先煎半夏半小时，滤取药液，放锅中，加高粱米，煮成稀粥，嘱咐她睡觉之前喝粥，每日1剂。过了两日李女士反馈，第一剂药吃下去后效果不明显，第二剂药吃了后就有想睡的感觉，于是立刻上床躺着，不知不觉地就睡着了，一觉睡了8小时，好久没有睡这么好的觉了！她问我："这方子为什么这么神奇？"我告诉她："高粱是红色的，入心，能补心气。失眠的人常心气不降，高粱补心气，半夏往下降，这样就引心气交于肾。心肾不交是'水不济火'，则失于安寐，心气交肾气是'水火既济'，人自然就会睡得非常好。"

又治荣某，失眠5年，入睡困难，多梦，易醒，一夜睡3～4小时，消瘦神倦，心悸口干，舌红少苔。属心阴不足，上方加麦冬30克，1剂后能睡8小时，再续服3剂巩固善后，随访安然无恙。

以半夏秫米汤为基本方随症加味，临床用于顽固性失眠疗效颇佳。下面介绍一则合眼能睡的"三合汤"。

◎三合汤（加味半夏秫米汤）

组成：法半夏12克，高粱米30克，夏枯草10克，百合30克，
　　　酸枣仁（炒）10克，紫苏叶10克。

用法：水煎服，每日1剂。

功效：交通阴阳，调肝安神。

主治：阳盛阴虚，肝阳偏亢之顽固性失眠。

从中医学观点分析，不寐的主要病机为阴阳盛衰、升降出入失调。半夏固有和胃化痰之功，但在此方中的主要作用是交通阴阳，使阳入于阴而寐；高粱，其汁浆稠润甘缓，不仅能调半夏之辛烈，且据《本草纲目》记载，犹能治阳盛阴虚、夜不得寐，取其利阴气而利大肠，大肠利则阳不甚矣。加夏枯草、酸枣仁，此为"二合汤"。盖夏枯草配半夏名"不睡方"。考夏枯草禀纯阳之气，补厥阴血脉，能以阴治阳。肝藏血、藏魂，肝血既足，肝阳不亢，则肝魂自守，自然能寐。再加百合、紫苏叶，此为"三合汤"。张志聪《侣山堂类辨》曰："见百合花昼开夜合，紫苏叶朝挺暮垂，因悟草木之性，感天地之气而为合开者也。"

有一位伍姓患者，男，51岁。自诉起病于不寐，逐渐加重，甚至通宵不能瞑目。届时已八月，伴见自汗溅溅，食纳不香，时时涎沫。患者因不寐既久，精神日益倦怠，耳鸣头晕，脉象沉缓，舌质正常，舌苔薄白，曾先后服用温胆汤、养心汤及桂枝龙牡汤等镇静安神之剂，迄无效验。根据中医辨证，头晕不食而吐涎沫，乃痰浊中阻，胃失和降之

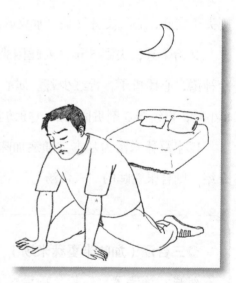

故，自汗如注，系阴阳不交之象。从其伴随症状分析，不寐之因，端在阴阳失调。治宜调和脾胃，交通阴阳，当以半夏秫米汤为首选。因书本方加百合：法半夏12克，高粱米30克，干百合30克。水煎服。当晚即能安睡，但汗出仍多，原方重加茯苓20克，其汗亦止，自此食纳有加，精力日益振作，不再失眠。

还有一则古方，配方更简单，制作又方便，却能改善长期失眠。这个食

疗方就是"甘麦大枣汤"，出自东汉末年医圣张仲景的《金匮要略》，迄今已有近2000年历史了。

◎甘麦大枣汤

组成：炙甘草12克，小麦18～30克，大枣10枚。

用法：诸药放煎药容器中，加水4碗，煎至1碗。晚上睡前服。

功效：养心安神，补脾和中。

主治：脏躁，以精神恍惚、常悲伤欲哭不能自主、睡眠不安、言行失常、哈欠频作、舌红苔少等为主症。现代用于神经衰弱引起的顽固性失眠多有良效。

曾有一位企业老总因失眠而四处求医，他每到晚上都会感到心慌慌而睡不着，一直快到天亮了才有睡意。于是他开始吃安眠药，疗效却不明显，医生给他开更强的镇静药，没想到更严重，一整晚都半梦半醒，睡眠很浅甚至完全没有睡意。最后医生认为症状无法减轻，尝试给他抗癫痫药，他吃了后好像睡着了，但感觉好像昏过去一样，醒后完全没有一觉醒来该有的精神饱满，反而整天浑浑噩噩。他觉得很快就要疯了，事业几乎因此停顿，寻求众多方法都无法改善，这让他很困扰。这位老总找到了我，我告诉他：你将小麦、大枣、甘草这三种食材放在一起煮汤，睡前一小时将它喝下，就能解决睡眠问题。他半信半疑，回家一试，没想到第一晚就轻松入睡，而且起床后感觉神清气爽，就像变了个人似的。这位老总后来长期将这三种食材煮成水喝，

因为觉得味道还不错，不会有排斥感，睡眠基本上也稳定了。

甘麦大枣汤在《金匮要略》中原本为治脏躁证而设。方中小麦甘凉，养肝补心，除烦安神；甘草甘平，补养心气，和中缓急；大枣甘温质滋，益气和中，润燥缓急。三药合用，甘润平补，养心调肝，共奏养心安神、和中缓急之功。癔症、更年期综合征等，属心阴不足，肝气失和者，均宜用之。对神经衰弱引起的顽固性失眠，用之多有良效。《新医药学》杂志1974年第7期报道，以甘麦大枣汤为主治疗顽固性神经衰弱34例，服药期间一律停服西药，一般服4～6剂见效，结果有效者30例，无效者4例，平均服药13.9剂。我们在临床观察中发现，此汤适宜处于睡眠不佳的"亚健康"状态者，尤其是更年期综合征者效果明显。长期服用对贫血、血小板减少性紫癜，妇女更年期汗出、心神不定、情绪不易控制等症状均有调补作用。神奇古方，证之临床，功效不凡！

 温馨提示

科学的护理能有效改善睡眠

失眠症不能单纯靠服用镇静催眠药物治疗，长期借助药酒治失眠也不可取，应以"中病即止"为治疗原则。科学的护理能有效改善睡眠，使患者对药物的依赖性降低。失眠症的护理注意以下几点。

①创造一个舒适安静的睡眠环境。病室宜安静、舒适。温、湿度适宜。室内光线要柔和、无噪声。清除房间异味，床铺舒适干燥。

②预防为主，消除病因。

③制定科学的作息时间表，嘱患者严格遵守作息制度。养成良好的睡眠习惯，入睡前不做剧烈活动，避免过度兴奋。

④做好健康宣教，嘱睡前不宜饮浓茶、咖啡等刺激品，避免思虑过度，遇事豁达，保持乐观情绪。

⑤睡前适当运动，如散步、做放松功、卧式内养功等可促进睡眠。睡前用热水泡脚，同时双手交替按摩足心（涌泉穴）；或于睡前行温水浴，同时双手交替按摩天庭、内关、神门穴等也有助于安睡。

⑥饮食以清淡、易消化为宜，忌生冷、肥腻、辛辣之品，多食瓜果蔬菜等。晚餐不宜过饱，临睡前不要进食。日常饮食中就有许多能催眠的食物，对失眠症有一定的食疗作用。饮牛奶能催眠，因为它含有一种人体必需氨基酸——色氨酸，是制造5-羟色胺的原料，5-羟色胺能使大脑思维活动受限制而进入酣睡状态，失眠者不妨睡前饮一杯牛奶。睡前服小米粥也能催眠，小米性微寒，有健脾、和胃、安神之功。研究发现，小米中色氨酸的含量在谷物中占第一位，服食后能使人迅速发困而入睡。

眩晕头痛兼头重，古方今用效力宏

症　状　头晕目眩，如坐舟中，头痛昏沉

老偏方　泽泻、白术、半夏、茯苓

朱先生时年50岁，因病退休在家，患病已两载，百般治疗无效。其所患之病，为头目冒眩，终日昏昏沉沉，如在云雾之中，且两眼懒睁，两手发颤，不能握笔写字，颇以为苦，切脉弦而沉，视其舌肥大异常，苔白滑而根部略腻。分析此证为泽泻汤的冒眩证。因心下有支饮，则心阳被遏，不能上煦于头，故见头目冒眩；正虚有饮，阳不充于筋脉，则两手发颤；阳气被遏，饮邪上冒，所以精神不振，懒于睁眼。至于舌大脉弦，无非是支饮之象。本着渗利饮邪，兼崇脾气之治则。予泽泻24克，白术12克。朱先生服了第一煎，因未见任何反应，就对其家属说：此方药仅两味，我早已虑其无效，今果然如是。孰料服第二煎，覆杯未久，顿觉周身与前胸后背漐漐汗出，以手拭而有粘手感，此时身体变爽，如释重负，头清目亮，冒眩立减。又服两剂，继续又出此小汗，其病从此而告愈。这就是我下面要详细介绍的治愈朱先生眩晕的泽泻汤。

◎泽泻汤

组成：泽泻15～30克，白术9～15克。

用法：上药2味，以水300毫升，煮取150毫升，分次温服。

功效：健脾利水，燥湿除饮。

主治：水停心下，清阳不升，浊
阴上犯，头目昏眩，或恶
心欲吐，或胸闷，或食少，
四肢困重，小便不利，舌
淡质胖，苔滑，脉迟或紧。

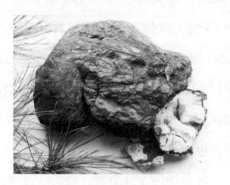

眩晕属慢性疾病，不易根治，每遇情志、疲劳等而诱发。泽泻汤出自东汉名医张仲景的《金匮要略·痰饮咳嗽病脉证并治》，记载："病痰饮者，当温药和之……心下有支饮，其人苦冒眩，泽泻汤主之。"

中医学有"无痰不作眩"之说，治疗眩晕首先要考虑的是"痰饮"这一病理因素。方中泽泻甘寒，利水渗湿，祛痰消肿；白术甘温，补脾益气，运脾化湿。两药一阴一阳，一补一泻，升降出入，相得益彰。早在《类聚方广义》载："支饮眩冒症，其剧者，昏昏摇摇，如居暗室，如居舟中，如步雾里，如升空中，居屋床褥，如回转而走，虽瞑目敛神，亦复然，非此方不能治。"就是说本方适用范围为痰饮阻闭清窍的眩晕。即突然发作，头昏眼花，如坐舟车之上，而至旋转，恶心，呕吐。我们在临床上治疗梅尼埃病（耳源性眩晕），用此方屡获效验。

刘先生时年49岁，是机关干部。眩晕反复发作已20年，经西医诊为"梅尼埃病"。半个月来病情加重，故求治于中医。自诉头晕目眩，耳鸣，恶心，呕吐，自觉房屋旋转，坐立不安，不敢移动体位，动则眩晕加重，伴胸闷食少，倦怠乏力，视之面色萎黄浮肿，舌体微胖，脉稍迟。细审病证，知其属脾湿不运，清阳受阻。所以为其用健脾渗湿之泽泻汤，缓引水湿下行。处方：泽泻15克，白术15克，因患者有浮肿之象，故加茯苓皮15克，水煎服，每日1剂。服药10剂后，眩晕大减，呕恶已止，唯脾虚之象不能速愈，再拟泽泻汤：泽泻12克，白术18克，嘱其回家，水煎上药，每日1剂，续服30～40剂，以巩固疗效。刘先生按嘱服药，其多年顽固眩晕症竟然痊愈，过了3年，眩晕再也没有发作，而且体强食增。

我曾治一女性患者，32岁。头晕目眩，而且头痛兼头重，如同铁箍勒于头上，其病1年有余，而多法治疗均无大效。切其脉沉缓无力，视其舌体则硕大异常，舌苔白且腻。辨证为水饮挟湿，上犯清阳，所谓因于湿而首如裹也。治当渗利水湿，健脾化饮。用泽泻18克，白术10克，天麻6克，水煎服，每日1剂。此方共服4剂。一年之病，从此渐渐而愈。

又治某女性患者，40岁。在近3年先后眩晕5次，多因过劳诱发。每每发作均须住院。患者3日前，突发眩晕，呕吐，睁眼翻身觉天旋地转，唯闭目静卧才安。不热，无畏寒，苔薄白，脉滑。辨为痰浊中阻型眩晕。以泽泻60克，白术30克，天麻15克，菊花12克，水煎服，每日1剂。2剂后，眩晕减半，3剂后能坐，见其面白，纳呆，苔白腻，脉滑缓，改用泽泻汤合半夏天麻汤加减：半夏10克，白术15克，天麻10克，党参15克，陈皮10克，茯苓20克，苍术8克，泽泻30克，麦芽20克，甘草5克。服3剂而愈。

药理学研究证实，泽泻有利尿、降压、降脂、抗动脉粥样硬化、抗血栓的作用，其煎剂和浸膏对人和动物均有利尿作用，并使尿中钠、氯、钾和尿素的排泄量增加；白术有抗血小板聚集、强壮等作用。故本方广泛用于梅尼埃病、突发性耳聋、慢性支气管炎等属水饮所致者效佳；对脑动脉硬化症、高血压、高脂血症所致的痰饮眩晕证也有较好的治疗作用。临床有报道用泽泻汤加减治疗中耳积液者，因"泽泻能使清气上升，除头目诸疾"，配茯苓以减轻迷路水肿，石菖蒲通九窍，对耳部闷胀不适、耳鸣、听力下降者效佳。方中泽泻大剂量时可用到60克，白术用到30克，无任何不良反应。曾治一位62岁男性老者，患有脑动脉硬化症，高血压，高三酰甘油症等。头晕目眩、恶心、呕吐、胸闷、心悸月余，纳呆乏力，舌暗红，苔黄腻，脉眩滑。诊断为痰饮眩晕症。予泽泻汤加味治疗：泽泻60克，白术、茯苓各30克，半夏、菊花各10克。服药3剂，头晕减轻，原方去半夏、菊花再服5剂，诸症消失。

又有一位70岁老太太晕眩得厉害，她儿子将她送到乡卫生院，说是由颈椎病引起的眩晕，乡卫生院却不敢治，让回家先养好点再来拍片子。于是找到了我，本人借鉴一位老中医的经验用了泽泻汤。随即处方药：泽泻75克，生白术30克，嘱其用2碗水煎取1碗，分2次温服。过了多日老太太的家属告诉医生，老人家喝了2剂效果很不错，又服7剂，真如我说的喝完药后出了许多黏汗，身体感觉轻松多了，头晕手颤等症状现在都好了。另据《中医治验·偏方秘方大全》记载，有人用此方（泽泻、白术各60克，水煎服，每日1剂）治梅尼埃病（内耳眩晕症）92例，临床治愈51例，显效33例，总有效率为91.3%。以上都说明大剂量应用泽泻和白术收效快捷。

治痰浊、痰饮所致的眩晕，还有一个简便的偏方——小半夏加茯苓汤。曾有一位患者，1年多来常觉头晕得厉害，当他躺下的瞬间，头都会眩晕上好一阵，不适感总要很长时间才能慢慢平息，而他从床上起身时，同样的头晕情形又会反复一遍。蹲下站起的时候也是一样，有时连走路或转头时，都会颠颠晃晃一段时间，头晕的现象才能慢慢消除。这位患者曾求助于西医治疗，可服西药后整天都处于一种迷迷糊糊的昏睡状态。所以，他改而求助于中医治疗，医生让他喝小半夏加茯苓汤，几天后，睡觉、起床、蹲下、站起、转头时，都没有头晕的症状。不但眩晕止住了，也没有服西药那种浑浑噩噩的感觉，精神也振作了。我们不妨来看看这个方子为什么这么神奇。

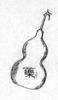

◎小半夏加茯苓汤

组成：半夏 15 克，茯苓 15 克，生姜 10 克。

用法：加水 700 毫升，浸泡半小时，煎煮取药汁 180 毫升，每日分 3 次服用。

主治：适用于头晕呕恶，体质湿寒，躺下或起来时头晕加重，兼有咳嗽胸闷心悸、口淡不渴，小便清长或小便不畅者；容易晕船晕车的人，属脾胃虚寒者。但燥热体质者勿使用。

　　小半夏加茯苓汤也是出自《金匮要略》的一则古方，为治疗"卒呕吐，心下痞，膈间有水，眩悸者"设。以生姜宣散，半夏降逆，合用止呕行水而降逆，能止恶心呕吐；加茯苓去水宁心，泄肾邪，利小便，则眩晕心悸止而痞消。从药理学分析，半夏这味中药有稳定神经的作用；而茯苓有安神的功效，还有轻度的利尿作用。这个轻度恰到好处，可以将内耳淋巴多余的水分除去，而不会伤害到身体的其他器官，尤其是肾脏。一般西医的利尿药虽可以治梅尼埃病，却比较容易伤到肾脏。

　　曾治袁某，男，37 岁。患高血压，头目眩晕，呕吐时发，心悸，脘部作痞，脉弦滑，舌苔白滑。此乃膈间水饮也。处方：半夏 15 克，茯苓 30 克，生姜 15 克。服 6 剂痊愈，血压也随之下降而趋于平稳。临床上，许多医生凡见头晕、高血压便多以肝阳上亢辨证，取用平肝潜阳为常法，对胃脘之呕吐频频泛恶，或忽略不见，或缺乏整体观念而将头晕和胃脘不适分割开来分而治之，如果不了解水气停滞对身体上下的影响，则很难独取小半夏茯苓汤来治疗。该病例有力地证明：以小半夏加茯苓汤独治水饮，不用天麻、钩藤等所谓降压之品，血压也能下降，眩晕呕恶诸证消除迅速，显示了中医辨证论治的魅力。

王女士是退休工人，时年 53 岁。眩晕发作 3 日，呕吐频繁，呕吐物俱是清水涎沫，量多盈盆，合目卧床，稍转动便觉天旋地转。她说自己每年要发作数次，每次发作都长达月余，痛苦不堪，西医诊断为"梅尼埃病"，服药罔效。为其诊视，见患者形体肥胖，舌薄白而腻，脉沉软滑。结合脉证，断为水饮停胃，浊邪僭上，清窍不清之证，此类眩晕饮化浊降则诸证自除。拟和胃化饮法治之，先用小半夏汤：制半夏 12 克，生姜 10 克，水煎温服，服 2 剂后，眩晕、呕吐均止。继用原方加茯苓 12 克，诸症悉除，霍然病已。追访 2 年，未再发作。古方之神奇功效，非智识者难悟其精妙也！

 温馨提示

眩晕的自我调理很重要

　　因本病每遇疲劳、郁怒等诱因而反复发作，故应使患者注意劳逸结合，动静结合，节制房事，戒烟酒，养成起居规律的良好习惯。发生眩晕的患者，要控制饮水，不要喝太多的水。病愈后仍需注意饮食调养，以清淡可口为宜，禁忌酗酒和恣食辛辣厚味。

　　眩晕恢复后，仍不宜从事高空作业，避免游泳、观水、乘船及做各种旋转度大的动作和游戏，必要时可先服茶苯海明（乘晕宁）、清眩丸等药物，或用胶布、麝香虎骨膏贴脐，预防眩晕发作。坚持体育锻炼，选择适当运动方法，如静功、松劲功、太极拳等，以达到调节周身气血，逐渐恢复受损脏腑功能，减轻症状的目的。定期检查血压情况，发现异常变化应及早治疗。

高血压不用怕，妙方汤羹加药茶

症　状　高血压，眩晕

老偏方　白果枸杞羹；莱菔决明茶；杜仲桑寄生茶；汤羹药茶食方

范先生的爷爷、外公、伯父、姨母均死于脑血管病。这件事成了他的一大心病，总担心哪一天"厄运"会降临到自己头上。年轻时，老范的舒张压在 90～95 毫米汞柱，血脂稍异常；年过 40 后，收缩压最高达到 185 毫米汞柱，舒张压达到了 105 毫米汞柱。升高的血压让他忧心如焚。虽然他每日服药，血压有所下降，但血压还是忽高忽低，并伴有失眠、头晕，好生烦恼。5 年前，一位老军医向他推荐了一种食疗偏方，嘱其每日用白果、枸杞子煎熬成汤羹，临睡前服下。老范坚持服用了 5 年，血压控制稳定，睡眠质量也大大改善。

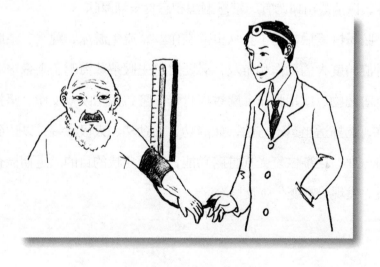

◎**白果枸杞羹**

组成：白果 12 粒，枸杞子 15 克。

用法：白果去壳取仁，与枸杞子同入锅中，加水用文火烧 20 分钟，把白果煮得糯糯的，汤烧得浓浓的，临睡前服下。

白果具有益气化痰、平肝理虚之功。药理学研究证实，白果能降低血清胆固醇，扩张冠状动脉，解除脑血管痉挛。近年来用于治疗高血压及冠心病、心绞痛、脑血管痉挛、血清胆固醇过高等病证都有一定效果。高血压属中医学"眩晕"范畴，多由肝肾阴虚、阴虚阳亢所致，故方中用枸杞子补肾养肝而降虚阳，且能安神明目，肝肾得补，虚阳得降，则血压可降、眩晕可除、睡眠得安。此方我经临床验证于高血压的调治确有良效，可资试用。

在日常生活中，偏方治病的药物往往来自一些不起眼的食材、药材。莱菔子（俗称萝卜子）就是治高血压的良药。

我曾遇到一位 56 岁李姓女患者，有高血压病史 20 余年，近年又经常为腹胀、便秘所困扰，她听人说高血压便秘者努挣排便可能会诱发脑出血，因此忧心忡忡。为此，找到我帮她用偏方调治一下，我考虑到她有习惯性便秘不能专事泻下，就给她用了莱菔子、决明子两味药，嘱其煎汤代茶饮。

◎**莱菔决明茶**

组成：莱菔子 30 克，决明子 15 克。

用法：将上药放锅中如炒豆子一般微炒爆，但不要炒焦。然后将 2

> 药入茶杯中，用沸水浸泡20分钟后代茶饮，每日1剂。每剂药可冲泡数次。

李女士服药3日后大便畅行。7日后，她告诉我现在不仅大便正常，血压也降到了正常水平，而且非常平稳。近10年来，李女士一直坚持服用莱菔决明茶，血压平稳，从无反复。

这则偏方治便秘又治高血压说奇又不奇。莱菔子能消食除胀，治便秘"冲墙倒壁"之功而无伤气之弊；决明子清肝明目，润肠通便。莱菔子性善降气，气降则血不上逆，气血冲和，血压自可下降。药理学研究表明，莱菔子提取液有缓和而持续的降压作用，且效果稳定，重复性强，亦无明显毒副作用；实验还证明莱菔子能够逆转左心室肥大及心血管重构，具有良好的保护靶器官（高血压最伤心、脑、肾等靶器官）作用。另有研究证明，莱菔子可能通过激活NO-NOS系统和抗氧化作用达到降压和保护靶器官的目的。《中西医结合杂志》1986年第2期报道，用单味莱菔子治疗高血压120例，总有效率达90%。莱菔子降压又降脂，有人用炒莱菔子口服治疗高脂血症疗效显著，38例患者中，血胆固醇下降率为38%；三酰甘油下降率为50%，除4例大便偏稀外，余无不良反应，其中6例血压偏高者治疗后均有下降，14例冠心病患者治疗后，胸闷胸痛症状明显减轻或消失，心电图ST-T改善者有9例。

决明子为常用中药，具有清肝明目、通便的功能。现代多用于治疗高血压、头痛、眩晕、急性结膜炎、角膜溃疡、青光眼、痈疖疮疡等证。动物实验证实，决明子水浸剂和酒精浸液对麻醉狗、猫、兔均有降压作用；对实验性高脂血症大鼠能降低血浆胆甾醇、三酰甘油，并降低肝中三酰甘油的含量。我们在临床实践中证实，中老年人用其泡茶长期饮用，可使血压正常，大便通畅。

此外，我们在临床实践中发现，杜仲和桑寄生治疗高血压有十分肯定的疗效。近年来，这方面的验方报道也比较多，这里介绍一则杜仲桑寄生茶。

◎杜仲桑寄生茶

组成：杜仲、桑寄生各等份。

用法：将上药共研为粗末，贮瓶备用。每次取药 10 克，沸水冲泡，当茶饮。每日 1～2 剂。

功效：补肝肾，降血压。

主治：用于高血压而有肝肾虚弱、耳鸣眩晕、腰膝酸软者。

杜仲主要的降压成分为松脂醇二葡萄糖苷，并对血压具有"双向调节"作用。药理学研究及临床应用表明，杜仲水提取物对低密度脂蛋白氧化修饰具有抑制作用，并有降压作用，且降压疗效平稳、无毒、无不良反应，主要通过直接扩张血管和抑制血管运动中枢而使血压下降。杜仲用于降压也可单独应用，如杜仲酒：炒杜仲 100 克，米酒 1000 毫升。制作时，先将炒杜仲洗净，切成细条后，放入盛酒的瓷坛中，加盖密封，浸泡 10 日，即可开封备饮。每次服用 20～30 毫升，每日 2～3 次。临床观察到，杜仲的提取物、水煎剂和酊剂，治疗高血压有效率均在 80% 以上。

桑寄生可益血脉，适用于因肝肾血虚而致腰痛、膝腿无力、风湿、下肢无力；孕妇若肾虚会有胎动不安情况，可补肾安胎，为"安胎圣药"。药理学研究已证实桑寄生有显著的降压、利尿作用。《江西中医药》1989 年第 3 期报道，桑寄生配决明子治原发性高血压有殊功。用法：桑寄生 60 克，决明子 50 克，水煎服，每日 1 剂。共治 65 例，显效 48 例，有效 13 例，无效 4 例，总有效率93.8%。

单用桑寄生煎汤代茶，对治疗高血压也具有明显的辅助疗效。用法：取桑寄生干品30克，煎煮15分钟后饮用，药渣再冲入开水浸泡后当茶饮，每日1剂。有一位49岁的王女士，1999年3月因反复头昏、头胀痛，伴头晕，心烦易怒，眠差多梦，四肢麻木就诊。血压170/100毫米汞柱，中医诊断为眩晕（肝阳上亢），西医诊断为原发性高血压Ⅰ级。给予天麻钩藤饮加减4剂，配合复方降压片1片，丹参片2片，肌苷2片，每日3次，共服药4日，血压正常稳定，自觉症状消失。后患者自觉煎煮中药费时麻烦而不愿再服汤药，愿意求单方治疗，乃予桑寄生30克开水冲泡长期饮用，再配合以上西药同服15日后停药。多年来单以桑寄生泡水饮用治疗，血压控制满意，效果良好。

 温馨提示

餐桌上的"降压灵"

其实，治疗高血压的良药广泛存在于我们身边，厨房里就有许多美食良方。为高血压患者推荐以下几则食疗偏方。

★玉米须茶
组成：玉米须50克（或鲜玉米须100克）。

用法：洗净，入锅，加水500毫升，用小火煎成250毫升，代茶饮用即可。

功效：该方具有清热利水、辅助降血压的功效。

主治：适用于高血压患者，对并发水肿、小便不畅的患者尤为适宜。

在吃玉米的过程中，玉米须往往被弃之不用。其实，玉米须确实是个宝。在中药里，玉米须又叫龙须，味甘，性平，有辅助降血压的作用。具体使用方法上，可用玉米须泡茶、煮粥，简单方便。

★玉米须蜂蜜粥

组成：玉米须50克（或鲜玉米须100克），粳米100克，蜂蜜30克。

用法：将玉米须洗净，切碎，剁成细末，放入碗中备用。将粳米淘净，放入砂锅，加适量水，煨煮成稠粥，粥将成时调入玉米须细末，小火继续煨煮沸，离火稍凉后拌入蜂蜜即成。

主治：该方适用于肝火上炎、肝阳上亢型高血压患者。但要注意的是，糖尿病患者及糖耐量异常者忌用。

★荷叶冬瓜汤

组成：荷叶50克（干荷叶可用20克），冬瓜500克，食盐3克。

用法：荷叶剪成小片，冬瓜切成小块，同煮，沸后加盐调味。服时滤去荷叶渣，饮汤吃冬瓜。

主治：血压偏高者食用可减轻头痛、头昏、眩晕、耳鸣、头重脚轻及水肿症状，1周后即有明显降压效果。

★菊花脑粥

组成：菊花脑50克，粳米100克，冰糖5克。

用法：先以粳米常法煮粥，半熟时加入菊花脑，再适当加水。粥沸后加入冰糖，稍凉后服食。每日早、晚各吃1次，一般不少于3个月。

功效：清肝明目，降压消暑。

主治：适用于高血压患者肝火目赤、头晕目眩、烦躁失眠、口苦耳鸣、风火目翳等证，久服还可预防高血压引起的脑出血。

★芹菜粥

组成：粳米100克，新鲜芹菜（连根须）100克。粳米加水常法煮粥。

用法：芹菜切碎，于粥半熟时加入。煮熟后，每日早、晚温服，一般不少于3个月。

主治：适用于高血压而有面目红赤、头昏耳鸣、头重脚轻、行步飘摇等症状者。用鲜芹菜500克，用冷开水洗净，捣烂取汁，加蜂蜜50毫升搅匀，每日分3次服，亦有效验。

★天麻鱼头

组成：胖头鱼（鳙鱼）头1个（约500克），天麻25克，各种调料适量。

用法：将天麻切片后塞入鱼头内，用生粉调和封闭，然后加上葱、姜等调料，上笼或放锅内蒸约30分钟，即可服食。每周服食2～3次，坚持服2个月以上。

功效：平肝息风、定惊止痛、行气活血。

主治：适用于高血压而见肝火旺盛，头痛时发、眼黑肢麻、步行不稳、夜多噩梦的患者。

心慌心悸补"心气"，安神定志总相宜

症　状　心跳心慌，惊悸不宁，遇事易惊

老偏方　参芪当归养血；茯苓、猪心安神

心悸指的是自觉心中悸动或心慌，伴有左胸部心前区不适的感觉；比较轻的心悸可能影响不大，或者只限制患者参加重体力劳动；比较重的心悸，还会伴有其他不舒服的症状，可能会使患者丧失劳动能力。

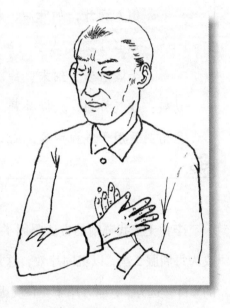

引起本病症的原因较多，如发热，甲状腺功能亢进，贫血、出血，更年期综合征等，这些皆为心脏以外的因素。此外，心肌、心内膜、心脏瓣膜、心包，或是供应心脏血液的冠状动脉等某一部分发生疾病，都会影响到心脏的功能。心脏在本身有病的情况下，必须加快收缩才能完成任务，以致产生心悸。

李女士38岁，近来心悸自汗，气短乏力，腰酸腰痛，视其面白无华，精神萎靡，舌质淡白。我告诉她，这是心气不足，气血两虚之证。随即为她介绍了一个用人参、当归、山药同猪腰煮食的方子。

◎参归猪腰汤

组成：猪腰1个，人参、当归各10克，山药30克，麻油、酱油、
　　　葱白、生姜各适量。

用法：猪腰对切，去除筋膜，冲洗干净，在背面用刀划作斜纹，切
　　　片备用。人参、当归、山药放入砂锅中，加清水，煮沸30
　　　分钟后，再加入猪腰子，略煮至熟后即捞出猪腰子盛碗中，
　　　倒入药汁，加麻油、葱、姜、少许盐调味即成。食肉饮汤，
　　　每日1剂。人参、当归、山药等药渣勿弃去，将其晾干，
　　　干燥后研为细末。每次6克，每日2次，温开水送服。

功效：益气补血，兼以补肾。

主治：适用于气血两虚，心悸怔忡，气短懒言，自汗，腰痛。

　　李女士按我嘱咐的方法服用了2剂，心悸、腰痛就明显得到好转。我嘱其
改为每周服2次，以巩固疗效，总共服6剂后，诸症尽失。这个方剂出自宋代
的《百一选方》，原方用于"心气虚损，怔忡而自汗者"，为益气补血常用方。
气血两虚，气虚卫外不固，功能减退，则见自汗气短；血虚不能濡养，则见
心悸怔忡；治宜益气补血。方中以人参、当归为主，人参大补元气，当归养
血补血，两者合用，气血双补；以山药、猪腰为辅佐，山药补脾益肾，平补不燥，
猪腰补肾止虚汗。诸料合用，共成益气补血之方。本品双补气血，以补气为
主，对气血两虚而以气虚为主者尤为适宜。这个方剂距今也有近千年历史，
据载为昆山神济大师所献秘方，昔张魏公丞相、韩子常知府曾患心悸、腰痛，
服之皆有效。

我介绍的这个汤剂，制作便利，疗效也确实不错，但也有一些人不喜欢食猪腰，因为猪腰里的臊腺如处理不干净，味道不免带点腥臊味，因此，处理猪腰时一定要将它内部的白色筋膜剔除干净。

还有一类心悸的患者，遇事易惊，稍微听到一点意外动静就心悸不宁，属心虚胆怯所致的惊悸，对于此类惊悸的患者，我通常让他们服用茯苓饼，以达到益气、安神、定志的作用，尤其适宜于心悸伴失眠的患者。

◎**茯苓饼**

组成：茯苓200克，人参10克，面粉800克。

用法：前2药分别研为细末，加食盐少许，同面粉加水揉成面团，做成约重100克的饼子若干，烙熟。每次食1个，每日食2次。

功效：益气健脾，宁心安神。

主治：适用于气虚体弱所致的心悸、气短、神经衰弱、失眠以及浮肿、大便溏软等。

这个方剂源于元代沙图穆苏撰写的《瑞竹堂经验方》，这是一本很有价值的经验效方书。茯苓饼方用人参补气益脾，安神增智，自古被视为补虚益寿，抗衰延年之上品。茯苓味甘、淡，性平。功能利水消肿，渗湿健脾，宁心安神，临床可用于治疗各种水肿、脾虚诸证及心悸失眠等，而其健脾安神之功尤为重要。

说起茯苓饼可谓历史悠久，我国第一部诗歌总集《诗经》中已有"采苓采苓，首阳之巅"的句子。说明在西周时期（公元前1046—公元前771）人们就已开始采食茯苓。《神农本草经》谓茯苓"久服安魂，养神不饥，延年"，说明茯苓有益寿延年之功。

北宋著名的文学家苏辙，年少时身体十分虚弱且疾病不断，不是恶心、呕吐、拉肚子，就是感冒、发热、咳嗽。虽三天两头服药，却疗效甚微。苏辙 32 岁那年，旧疾未愈，又添新恙：只觉整天心慌、心悸、气短、头晕，到处求医诊治，身体依然每况愈下，病体难支。一次，他在与朋友交谈中得知，练导引，食茯苓，可治自己的病，于是，他坚持学习导引，将茯苓作饼或者煮粥食，果然，一年病愈。尔后，苏辙研究茯苓入了迷，经常去松林采集茯苓，并亲口品味。他说茯苓可固形养气，安魂养神，却病延年。后来他写出了《服茯苓赋并引》，他认为：茯苓药性平和，善除水湿，既可入药又可粥食。久食，可延年益寿。这里给我们一个提示，如果你嫌制作茯苓饼麻烦的话，可直接将茯苓研磨成细粉，与适量小米或粳米煮粥食，每次用茯苓粉末 10 ～ 15 克即可。

苏轼在《东坡杂记》中也记载了制茯苓之法，堪称制作茯苓饼的高手。他介绍的具体做法为"以九蒸胡麻（即芝麻），用去皮茯苓少入白蜜为饼食之，日久气力不衰，百病自去，此乃长生要诀"。苏东坡活到六十多岁还有强健体魄与惊人的记忆力，或许与其长久服食茯苓饼有关。别看茯苓平平淡淡，但它"补而无碍胃之虞，利而无伤津之忧"，因此可长期食用。茯苓无论虚实之证都可使用，是其安神的一大特点，也是其他药物所不可替代的，故对一般的心悸、失眠症都有改善作用。

中医学自古即有"以脏补脏""以心补心"的说法，这里再为大家介绍一则以猪心治心悸的食疗方。

◎参芪炖猪心

组成：猪心1个，党参15克，丹参、黄芪各10克。

用法：将党参等3味药用纱布包好，加水与猪心共炖熟，稍加调味
　　　品，吃肉饮汤，每日服1次。

功效：补虚，安神定惊，养心补血。

主治：适用于心虚惊悸，怔忡，失眠多梦，自汗，精神恍惚等症。

方中猪心味甘、咸，性平、无毒。入心经。能补心，治疗心悸、怔忡。《随息居饮食谱》说它"补心，治恍惚，惊悸，癫痫，忧恚诸证。"据现代营养学分析证明，猪心是一种营养十分丰富的食品。它含有蛋白质、脂肪、钙、磷、铁、维生素 B_1、维生素 B_2、维生素 C 以及烟酸等，对加强心肌营养，增强心肌收缩力有很大的作用。临床有关资料显示，许多心脏疾病与心肌的活动力正常与否有着密切的关系。因此，猪心虽不能完全改善心脏的器质性病变，但可以增强心肌功能，营养心肌，有利于功能性或神经性心脏疾病的痊愈。不过，有高胆固醇血症者当忌食。

配方中的中药党参，功能健脾补肺、益气生津，药理学研究表明，党参的粗提取物对心血管系统各个部分均有一定的调节作用，具有强心、抗休克、调节血压、抗心肌缺血和抑制血小板聚集等作用。黄芪被称为"补气诸药之最"，对心肌细胞有保护作用，能明显改善病毒性心肌炎患者的心功能状态；既能抗心律失常，又能提高机体免疫力。丹参能活血化瘀，凉血，安神。药理学研究证实，丹参能扩张冠状动脉，增加冠脉流量，改善心肌缺血、梗死和心脏功能，调节心律，并能扩张外周血管，改善微循环。这三味药与猪心配伍，

扶正固本，益气养心，治心虚惊悸，可谓"黄金搭档"。

李女士几年前曾患病毒性心肌炎，经过治疗，她的心肌炎已痊愈，却遗留下了心律失常的毛病。一工作她就觉得紧张、身体疲倦，生气时也会有明显的心慌、心悸和胸部隐痛，休息好了，平常又完全没有症状，心率也十分正常。医生说这只是患心肌炎后出现的偶发期前收缩，也没有什么好办法，只是叮嘱她注意休息，避免情绪波动。她问我能不能提供一个好的食疗方调理一下，避免反复发作。我就给她介绍了上面的"参芪炖猪心"，嘱其每周食用2剂即可；平时每日以党参15克，煎汤代茶饮。她服用了一段时间，心慌、心悸和胸痛都明显好转，后来她坚持服党参煎的水，3个月后心慌、心悸症状就基本消失了。

 温馨提示

心悸贵在调心性

心悸患者应注意调节情志，防止七情过极，所谓"心病还需心药医"是也。一定要控制情绪，少生气。保持精神乐观，情绪稳定，避免惊恐刺激及忧思恼怒等。适当注意休息，少房事，适当参加体育锻炼，如散步、太极拳、体操、导引等，同时注意预防感冒等。饮食有节，宜进食营养丰富而易消化吸收的食物，宜低脂、低盐饮食，忌烟酒、浓茶。

浮小麦治虚汗证，益气敛汗又安神

症　状　动则出汗，气短乏力；或睡中汗出，夜寐不安

老偏方　浮小麦大枣甘草汤；浮麦二根汤

曾有李某，女，47岁。形肥面红，动即汗出，头汗为甚，头发尽湿，脉象濡滑且数，舌红苔干，心烦易怒口干，神疲乏力，噩梦纷纭。西医诊为更年期综合征，中医辨证属肝经郁热，上迫为汗。先议清泄肝胆。处方：柴胡6克，黄芩10克，川楝子10克，蝉蜕6克，僵蚕10克，片姜黄6克，浮小麦30克，生牡蛎30克。服7剂后，汗出渐减，心烦已止，夜寐亦安。

李女士嫌煎药麻烦，于是我给她开了以浮小麦为主药的食疗方，以图徐徐调之。

◎浮小麦大枣甘草汤

组成：浮小麦30克，大枣5枚，甘草5克，冰糖适量。

用法：大枣掰开，去核，与诸药放入茶杯中，沸水冲泡10分钟后，代茶饮，每日1剂。

功效：补虚益气、除热止汗、安心宁神。

主治：适用于一切虚汗证。

头部汗出为甚，热盛居多。以火性炎上散也。阳明热，口渴喜饮，心火盛，舌红尖刺，心烦溲赤；肝郁热，急躁易怒，夜寐梦多。本案即属后者，故用清泄肝胆之法，用柴胡、黄芩、川楝子泄肝热，合升降散疏调肝郁，并用浮小麦、生牡蛎养心敛汗。汗为心之液，汗出过多，必伤心气，故以浮小麦、生牡蛎，养而敛之，此二味为收汗之神剂，可加入对症方中治自汗、盗汗如神。若气分不足，重用黄芪益气固表，气阴两虚，可合用生脉饮、沙参、麦冬、五味子，若汗出不止者用麻黄根。阳明蕴热，用白虎汤、生石膏、知母等。治汗之法不外如此。

李某前后服用本方1个月余，诸症若失。这个方子出自张仲景的《金匮要略》。方中的浮小麦味甘，性凉，可入心经，具有除虚热、止汗的功效。甘草具有补脾益气、清热解毒的功效。大枣具有补虚益气、养血安神的功效。冰糖具有补中益气、和胃润肺的功效。将上述食材合用，具有补虚益气、除热止汗、安心宁神的功效，非常适合伴有爱出汗、全身乏力、易疲劳等症状的气虚患者经常食用。此外，气虚症状严重的患者，也可在此方中加入5～10克的黄芪。黄芪具有补气固表的功效，是补气的要药。

有一位中年男子到我义子开的药店买止汗药，主诉常出虚汗，而且经常睡醒时发现一身汗湿，服过不少西药，但就是不奏效，想买点中药治疗。我正好办事路过药店，我的义子对中医不甚了解，就让我给这位患者配点中药调理。

我告诉他，中医有一说"阴虚则热，阳虚则寒"。自汗和盗汗多以阴虚内热居多，白天不知不觉地出汗为"自汗"，

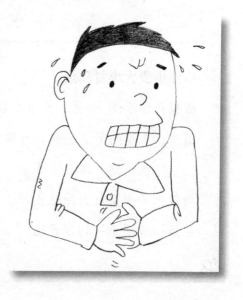

夜熟睡中汗出叫"盗汗"。六味地黄丸用于肾阴亏虚，骨蒸盗汗，又可治消渴（糖尿病），是治本之良药。但是，根据"急则治其标"的原则，应先治虚汗不止这一"标"症。

接着，我又看了患者的脉象和舌苔，便告诉他："本病需按疗程服用六味地黄丸治本，但眼下必须先止汗。我这儿有一验方专治自汗、盗汗。"

◎浮麦二根汤

组成：浮小麦10克，麻黄根10克，糯稻根15克，大枣5枚。

用法：煎汤1剂，分2次服。

功效：敛汗，益气，除热。

主治：适用于自汗、盗汗。

过了不久，这位顾客的虚汗就止住了，肾阴亏虚病愈。他惊喜地来到药店询问病愈原理。我解释道，方中4味中草药的止汗效果极佳——浮小麦为禾本科植物小麦干瘪轻浮的颖果。夏至前后，成熟果实采收后，取瘪瘦轻浮与未脱净皮的麦粒，去灰屑，用水漂洗，晒干。生用或炒用。浮小麦性味甘、凉，有益气止汗，退虚热之功，主治虚汗、盗汗，虚热不退，骨蒸潮热。麻黄根是麻黄科植物草麻黄、中麻黄或木贼麻黄的干燥根，均为野生。糯米根也称稻须根，其性味甘、平，可益胃生津，止汗退热，主治出虚汗、自汗，虚热不退。

本方在应用时，若是患者口干、气虚乏力，则加太子参15克。太子参也称孩儿参，系石竹科植物孩儿参的干燥根块。味甘、微苦，性平，能益气生津，主治气虚乏力，口干，自汗，病后体弱，精亏口渴。

古今临床应用浮小麦治虚汗证，屡试不爽。这里我给大家说一段浮小麦与王怀隐的故事：宋代太平兴国年间，京城名医王怀隐，有一天雨后放晴，便到后院查看晾晒的中药材，发现新购进一堆小麦，便问伙计："这些又瘦又空的瘪小麦，何人送来？"伙计回答："是城南张大户送来的。"他正欲说什么，忽见来了一位急症患者，那患者的丈夫对王怀隐恳求说："王先

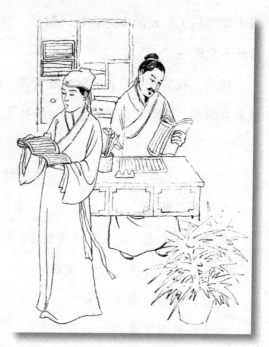

生，我娘子近来不知何故，常常发怒，有时哭笑无常，整日心神不宁，有时甚至还伤人毁物，真有点怕人，今请先生施恩，为她除病驱邪！"王怀隐切了切那妇人的脉，又问了几句病情，捋须笑道："不必惊恐，此乃妇人脏躁症也。当以养心安神，和中缓急之法治之。"言毕，信手开了一方，上书：甘草、小麦、大枣三味药，意用汉末医圣张仲景《金匮要略》中的良方"甘麦大枣汤"，治疗妇女更年期出现的精神与心理方面的症状。那汉子拿着药扶病妇临行时，回过头来又补充一句病情："先生，我差点忘了，她还常常夜间出汗，汗液常湿透衣衫呢。"王怀隐点头答道："嗯，知道了，先治好脏躁症再说吧。"

五日后，那妇人偕丈夫乐滋滋地来拜谢王怀隐，感激地说："先生救苦救难的大德，我们夫妇终生难忘。真是药到病除，不愧为医林高手呀！"王怀隐关切地问："今天再来治盗汗症？"那妇人笑道："不必了，已一并痊愈了。"王怀隐暗自思忖，难道甘麦大枣汤也有止盗汗的作用？后来，他

有意以此方又治了几个盗汗症患者，由于用的是成熟饱满的小麦，结果均不见效，他大惑不解，于是查阅唐代药王孙思邈的《备急千金要方》，想寻求答案。正当这时，店堂小伙计与张大户的争吵声惊动了王怀隐。伙计手握一把张大户送来的小麦说："这样的小麦我怎能收？你别以为做药就可以将就些，这瘪麦子你拿回去吧！"王怀隐听罢，忆起上次那妇人所用的小麦就是张大户送来的瘪麦子，于是忙上前道："张老兄，你这麦子是……"未等先生说完，张大户便红着脸诉出了实情："这是漂浮在水面上的麦子，我舍不得丢弃，我估计治病用大概可以吧，因此送来了。"王怀隐听罢，从中似乎悟出了什么，便吩咐伙计："暂且收下吧，另放一处，并注明'浮小麦'三个字。"

后来，王怀隐用浮小麦试治盗汗、虚汗证，果然治一个好一个，便逐渐认识到浮小麦的功效。太平兴国三年，他与同道好友王佑、郑奇、陈昭遇潜心研究张仲景的医著，合编成《太平圣惠方》一书，并将浮小麦的功效记入该书。从此，"浮小麦"一药便流行于世，并为历代医家沿用至今。

可见，浮小麦治虚汗证也是我们老祖宗传下的老偏方了。自名医王怀隐记载浮小麦之后，其衍生的治疗汗证的偏方颇多，我们撷取数则简便而卓有疗效者如下。

◎小麦稻根汤

组成：浮小麦、糯稻根各 30 克，大枣 10 枚。

用法：水煎服，每日 1 剂。

功效：小麦益心肝，糯稻根健脾养胃清肺，合大枣能补益心脾之气，而能固表止汗。

◎小麦大枣粥

组成：浮小麦50克，大枣15枚，糯米100克。

用法：将小麦洗净煮汁去渣，加入糯米、大枣，加适量水，用小火煮成粥即可食用。每日早、晚1次温服。粥黏润，烂熟，稍甜，喂幼儿也可加点糖。

功效：养心血，止虚汗，益气血，健脾胃。

主治：适用于气血两亏、脾胃不足所致的汗出异常及心慌、气短、纳呆、乏力、失眠。

◎芪麦大枣汤

组成：黄芪、浮小麦、大枣各50克，黑豆100克。

用法：水煎服，每日2次。

主治：盗汗、自汗。

◎芪麦二蜜饮

组成：黄芪30克，浮小麦30克，糯稻根30克，麻黄根15克，蜂蜜30克。

用法：将上述4味药同放锅内，加水3碗煎煮，煮至1碗时，捞去药渣，加入蜂蜜溶化后分2次饮用，每日1剂。

主治：适宜于气虚自汗者。

◎乌梅小麦大枣汤

组成：乌梅肉10枚，浮小麦15克，大枣5枚。

用法：煎服，每日1剂，睡前1小时服用。

主治：阴虚盗汗。以入睡后汗出异常，醒后汗泄即止为特征。

◎黑豆浮小麦

组成：黑豆、浮小麦各30克，水煎服；或用黑豆、浮小麦各30克，
　　　莲子8克，黑枣7枚同煮。

主治：适用于夜间盗汗。

◎黑豆衣浮小麦

组成：黑豆衣15克，浮小麦15克，水煎服。黑豆衣又称黑豆皮、
　　　穞豆皮。

功效：养血祛风。

主治：阴虚盗汗，虚热，烦躁，头晕目昏，血寒，风痹。

◎黑豆浮麦汤

组成：取黑豆50克，浮小麦30克，莲子15克，大枣10枚，冰
　　　糖30克。

用法：先将黑豆、浮小麦分别淘洗干净，共放锅内加水适量，用小火煮至黑豆熟透，去渣取汁，然后用上述药汁煮洗净的莲子和大枣，煮至莲子烂熟时放入冰糖溶化，起锅后即可食用。每日1剂，分2次吃完。

主治：适宜于阴虚盗汗者。

温馨提示

以食调补治虚汗

古人说："药补不如食补。"自汗者宜吃鸡、鸭、鱼、蛋、山药、扁豆、羊肉、龙眼、狗肉等有营养价值的食物，不宜吃生冷瓜果及蔬菜，还要适当节制房事。每日多饮水，维持体内正常液体量。另外，风湿病、自主神经功能失调，甲状腺功能亢进等疾病也常出现自汗，应针对原发病积极治疗。

注意饮食有节，生活有常，不妄作劳，节制房事；注重体育锻炼，增强体质，使卫表腠理固密，都是防止盗汗发生的有效措施。汗出之时，要注意用干毛巾揩干汗水。汗多浸湿衣被者，应及时予以更换，以防受凉受湿。注意避风，以防感受外邪。盗汗者饮食调理须注意，忌吃辛辣、刺激、燥烈之物，多食番茄、菠菜、豆类、山药、百合、莲子、白木耳、大枣和小麦等养阴之品。另外，盗汗是结核病、甲状腺功能亢进的常见症状，治疗时应注意鉴别病因及治疗原发病，避免误诊。

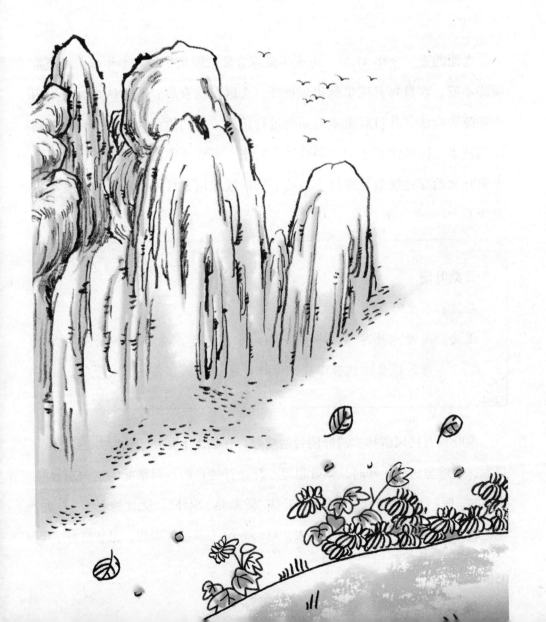

盗汗不愈病缠绵，一味桑叶竟收功

症　状　睡中汗出，醒后即止，缠绵不愈

老偏方　桑叶；桑叶汤；桑叶散

老谢的妻子今年47岁，患更年期综合征已经半年了。半年来，她经常烦躁不安，而且每日夜里都出现盗汗。去医院检查后，医生认为她应采用心理疏导疗法，并口服激素类药物进行治疗。他们俩认为激素类药物的副作用较多，因此没有采纳这种疗法。后来，一位学中医的朋友告诉他，服用桑叶水治疗此病效果很好。他的妻子连续服用3日用桑叶煮的水就不再盗汗了。

◎桑叶汤

组成：取桑叶100克。

用法：用清水洗净后入锅加1碗清水煎煮至剩余半碗的药液时，
　　　　调入适量的红糖即成，可每日服1剂，分2～3次服完。

桑叶具有祛风清热、清肝明目的功效，在临床上常用于治疗外感风热、目赤、头痛等病症。同时，桑叶也是一味止汗的良药，但桑叶的这一功效鲜为人知。据《神农本草经》记载，桑叶能"除寒热、出汗"。元代的《丹溪心法》中记载："青桑第二叶，焙干为末，空心米饮（米汤）调服，最止盗汗。"

中医学认为，盗汗是指入睡后不自觉地汗出，醒后汗止的一种症状，大多是由阴虚内热，不能固摄津液所导致。桑叶味甘、性寒，具有养血、滋阴、泻热的功效，切中盗汗"阴虚火旺"的病机，因此可有效地治疗此证。临床实践证明，单用桑叶治疗盗汗其功效是很显著的。处于围绝经期的女性，其体内的雌激素在逐渐减少，内分泌功能出现了紊乱，因此易出现盗汗。此类女性若将桑叶和红糖（红糖具有益气补血、化瘀止痛的功效）一起煎煮后服用，可更好地缓解盗汗的症状。围绝经期的女性若同时出现盗汗、睡眠质量差的症状，也可将桑叶和五味子一起煎煮后服用。

用桑叶治盗汗的偏方、验方颇多，下面几则可供参考选用。

◎桑叶散

组成：将冬桑叶阴干（或焙干）。

用法：研为极细末，用米汤调服，空腹时服用，每日2次，每次9克，
连服7～8日即可奏效。

主治：此法对小儿盗汗尤为适宜，剂量可酌减为每次4.5克。

◎糯米桑叶粥

组成：糯米50克，桑叶10～15克。

用法：将桑叶洗净，然后泡进水里稍作熬制，再将熬好的桑叶水用
来熬粥，轻度盗汗者食用3～4日后即可看到疗效，重度盗
汗者食用1周后可见到疗效。

◎桑叶荷叶粥

组成：鲜桑叶100克，新鲜荷叶1张，粳米100克，砂糖适量。

用法：先将鲜桑叶、新鲜荷叶洗净煎汤，取汁去渣，加入粳米（洗净）同煮成粥，兑入砂糖调匀即可。方中荷叶能清解湿热，对睡中头面蒸蒸汗出者尤有良效。

◎桑叶汤

组成：桑叶9～15克（鲜者15～30克）。

用法：水煮10分钟即可，将药汤滤出，水凉后，加入适量蜂蜜搅匀，睡前2小时内服用即可。

主治：治疗肺热型的小儿盗汗，效佳。

我们的祖先视桑叶为万病之药，万人进补的"神仙叶"。《本草纲目》说，桑叶煎汁代茶饮，利五脏关节、通血下气、祛风凉血、明目长发、清热解毒。古医书还说它有"驻容颜，乌须发"的功效。历代宫廷秘方、民间神仙方、长寿方都少不了桑叶，代表方如乌发明目、养颜益寿的桑麻丸等。近代国内外的研究表明，蚕宝宝吃的桑叶具有补益抗衰老的诸多作用。日本和莫斯科近郊长寿村的人们经常吃桑椹、喝桑叶茶，普遍把桑叶磨粉加入面粉里吃，做糕点吃，泡茶喝；日本研究表明桑叶可以降"三高"，抗衰老。

桑叶还是一味治疗顽固性盗汗（夜汗症）的良药，这一点鲜为人知。宋代的《夷坚志》中记载了这样一个故事：严州山寺曾暂住有一位游僧，形体赢瘦，饮食极少，每晚入睡后，总是遍身汗出，第二日晨起，衣皆为汗水湿透。

据游僧自言，如此情况已历二十余年，诸药用尽，终不见效。寺中一位监寺僧云："吾有绝妙验方。为汝治之。"三日后，游僧二十多年的痼疾竟痊愈了。此方原来如此简单：取霜桑叶一味，焙干碾末，每日2钱（约6克），空腹用温水汤调服。游僧与寺中和尚无不惊奇，佩服监寺僧药到病除。

桑叶有止汗功效，在古代医书中也有提及。最早的《神农本草经》有桑叶"除寒热、出汗"的记载。桑叶止汗的应用最早见于《丹溪心法·盗汗》："青桑第二叶。焙干为末，空心米饮调服，最止盗汗。"明代《医学入门》中也云："遍身汗出，乘露采（桑）叶，焙为末，空心米饮下二钱（6克）。"明末清初的名医傅青主将桑叶誉为"收汗之妙品"，最擅长以桑叶止汗，他先后拟定的"止汗神丹""遏汗丸""止汗定神丹"等诸方中，均选用桑叶为止汗之主药。清代医家陈士铎在他的《辨证奇闻》一书中拓展了桑叶止汗的范围。他善于在方剂中加入桑叶止汗，且不限于治盗汗。比如，阴虚火旺的盗汗案中的补阴止汗汤，胃火炽盛自汗案中的收汗丹，以及劳思过度心汗案中的滋心汤，均在配方中加入桑叶10～14片。他创制的敛汗汤（黄芪、桑叶、麦冬、五味子），至今仍是临床上治虚劳盗汗的常用方。此外，在《辨证录》中用桑叶配五味子，能散能收，能清能补，也是治阴虚汗出之妙品。

古人用桑叶止汗的经验也为后世医家所验证。北京名医魏龙骧受此启发，曾医治过这样一个病例：一名35岁男子，每夜12:00左右全身汗出如洗，衣被皆湿透，患病一年来采用各种治疗方法均未见效。于是，他嘱患者每日吞服桑叶末2钱（约6克），用米汤送服。服药3日后，患者夜汗顿止。为验证单味桑叶的疗效，他用此法又治疗了几位夜汗患者，结果均是药到病除，他说："桑叶有止夜汗之功，确信无疑矣。"

上海著名中医颜德馨教授也有用桑叶治盗汗的经验：一位61岁老妇，盗汗2年，饮食如常，唯觉精神疲乏。颜教授先用益气固表、滋阴降火之药无效后，遂改以霜桑叶研末，米饮调服9克，嘱患者早、晚各服1次。结果半个月而愈，终未复发。据颜老说："先师秦伯未先生，亦喜欢用此味治头面出汗（俗称蒸笼头），确有渊源。"

近20年来，国内相关医药期刊应用桑叶或以桑叶配伍治疗汗证也有不少报道。王豪大夫在《实用中医内科杂志》1998年第2期报道，在临床上用桑叶散治疗盗汗30例取得了比较满意的疗效。其用法是：取干燥的霜桑叶45克，研末，每日睡前用米汤送服桑叶末9克（儿童用量酌减），5日为1个疗程。一般患者服用此药一天即可减轻症状，服药1个疗程即可痊愈。

桑叶止汗之功实不可小觑。医者曾遇一位46岁男子，每日晡（下午3:00—5:00）潮热，夜则盗汗如雨，如此2年余。他先用当归六黄汤（当归9克，生地黄、熟地黄各12克，黄芩、黄连、黄柏各6克，黄芪15克）加味治疗，4剂热退，但依然汗出。于是医者在原方中加桑叶15克，3剂汗止。经临床验证，在治疗更年期综合征头面烘热汗出时，用桑叶15克研末，空腹米汤送服，疗效也颇佳。

中医学认为，盗汗多是烦劳过度，亡血失精，或邪热耗阴，以致阴精亏虚，虚火内生，阴津被扰，不能自藏而外泄所致。桑叶味甘性寒，甘能养血滋阴。寒能泻热，切中盗汗症阴虚火旺的病机。正如缪希雍云："桑叶甘所以益血，寒所以凉血，甘寒相合，故下气而益阴，是以能主阴虚寒热及因内热出汗。"《重庆堂随笔》记载："桑叶，虽治盗汗，而风温暑热服之，肺气清肃，即能汗解……于肝热者尤为要药。"从中医学观念看，卫气依赖肺开合，营气依赖肝疏泄，营卫不和，是汗证的直接原因；而桑叶既归肺经又入肝经，具有疏散之性，故无止汗闭邪之弊，且能在宣散中止汗，为其他药物所不及。从药理学角度分析，桑叶的止汗作用是通过对自主神经的调节而奏效的；也有人认为，桑叶含有的芸香苷和槲皮素能保持毛细血管正常抵抗力，减少通透性而起止汗作用。总之，无论桑叶单用，还是在复方中加入桑叶，对治疗汗证均有良效，值得进一步研究探索并推广应用。

温馨提示

不可忽视盗汗原发病的治疗

盗汗，在春秋战国时期成书的《黄帝内经》中称为"寝汗"。是以入睡后汗出异常，醒后汗泄即止为特征的一种病证。"盗"有偷盗的意思，古代医家用盗贼每天在夜里鬼祟活动，来形容该病证具有每当人们入睡或刚一闭眼而将入睡之时，汗液像盗贼一样偷偷地泄出来。中医学认为，盗汗多属阴虚内热所致；西医学认为大部分盗汗是自主神经功能失调引起的，其发病机制主要是交感神经异常兴奋所致。但也有的是某些疾病的并发症，如结核病、甲状腺功能亢进、更年期综合征、糖尿病、低血糖、高血压、系统性红斑狼疮、心内膜炎等疾病，以及术后体虚、精神紧张、心理压力等因素都可能引起盗汗。因此，对盗汗的治疗不仅要强调辨证论治，还要注意针对原发病的治疗。

巧用枸杞治口干，奇妙偏方更简单

症　状　口干，半夜咽干口渴

老偏方　嚼服枸杞子；枸杞白术汤

前不久偶遇一个中年朋友，从交谈中得知，他年逾六旬的母亲近几年来深受口干燥症困扰，一个晚上要起来喝几次水，且常常食不甘味。我给他介绍了一个偏方，那就是睡前嚼服枸杞子。

◎嚼服枸杞子

组成：枸杞子 30 克。

用法：每晚临睡前将枸杞子洗干净，慢慢嚼食，徐徐咽下。10 日
　　　为 1 个疗程。

我在临床实践中观察到，睡前嚼食枸杞子治老年人口干，一般 10 日之内就会见效。我的朋友很孝顺，立即从药店中购回枸杞子，按我所说的让母亲如法服用。大约半个月后朋友告诉我，他母亲照偏方每日晚上嚼嚼枸杞子，现在已经不再口干，胃口也好了。

枸杞子味甘，有补肾益精、养肝明目、润肺生津等功效，是一味著名的

补阴中药，对于阴液缺乏的老年口干燥症十分有效。明代医家张景岳说它"善补虚劳，尤止消渴"。清代药物专著《本草求真》说："枸杞，甘寒性润……服此甘润，阴从阳长……为滋水之味，故书又载能治消渴。"清末著名医学家张锡纯在《医学衷中参西录》中对这个偏方有这样的描述：自己五十岁以后，阳常有余而阴分不足，"每夜眠时，无论冬夏，床头必置凉水一壶，每醒一次，即饮凉水数口，至明则壶水所余无几。若临睡时嚼服枸杞子一两，凉水即可少饮一半，且晨起后觉心中格外镇静，精神格外充足"。现代研究也发现，枸杞子具有清除体内自由基、调节免疫、延缓衰老的作用；药理学研究证实枸杞子有降血糖的作用。此外，它还有直接刺激唾液腺分泌唾液的功能，而且咀嚼动作本身就能刺激唾液的分泌。

枸杞子配白术还可治口渴多汗。有一天，一个50多岁的女性来找我看病："王大夫，我总是口渴得厉害，好像喝多少水都不管用，七八年了，一出门就得带个水杯。但水喝多了，稍一活动就浑身大汗淋漓，尿还特别多，每天晚上我都得起来五六次。这让我心里特别烦躁。"经我仔细询问，得知患者还有手脚不温、腰膝酸软的症状。诊查时，我发现这位女士的舌苔厚腻，中根部微显黑苔；脾胃脉濡弱，肾脉沉而无力。考虑为脾肾两虚之证。肾虚不能温煦脾阳，脾虚不运，津液失于输布，故口渴甚；脾肾两虚，固摄无权，故汗多、小便多。宜补益脾肾，益气固摄，不独生津止渴可以收功。遂拟下方治之。

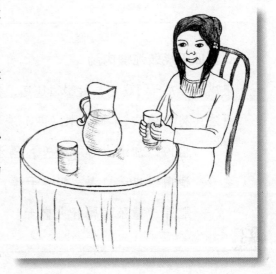

◎枸杞白术汤

组成：枸杞子、白术、山茱萸、煅牡蛎各30克，菟丝子15克。

用法：水煎2次，药汁兑匀，分早、晚2次服。

2周后，那位女士来复诊时欣喜地告诉我：她的口渴症已经好了，出门都不用带水杯了。而且不再动不动就出汗，尿频尿多的症状也减轻了许多。

这个偏方药简力宏，收效快捷。方中枸杞子、山茱萸、菟丝子补肾中精气。白术甘温，甘补脾，温和中，除湿益气。《珍珠囊》说它"生津止渴"，《本草逢原》言其"止渴生津，止汗除热"，《本草从新》还认为它有"无汗能发，有汗能止"之妙用。山茱萸、煅牡蛎能收敛固涩，治多汗、多尿为临床常用之品。药虽仅5味，然制方有度，契合病机，自然就手而瘥。

下面介绍2则食疗偏方，希望为经常口干的朋友带来裨益。

◎苦瓜干蚝豉炖瘦肉汤

组成：苦瓜干10克，蚝豉10克，猪瘦肉120克，姜片适量。

用法：将猪瘦肉洗净切片，再与洗净的苦瓜、蚝豉、姜片放入炖盅内，加清水300毫升，隔水武火炖2小时即成。

主治：适用于口干口渴，咽喉干燥，感冒发热不退，或高脂血症、肥胖、糖尿病属肝火盛者。

方中苦瓜味苦性寒，功能清心除烦，清肝明目。《随息居饮食谱》说："苦瓜苦寒涤热……泻心经实火，清暑，益气，止渴。"有资料报道苦瓜还有降血糖和减肥的作用。蚝豉（又称"蛎干"）是生蚝肉干制而成，有益阴生津的作用。猪瘦肉可健脾益胃，既可防凉瓜之寒削，又可令汤味更鲜美。注意：苦瓜性寒凉，故属寒性体质及脾胃虚弱者不宜食用。

◎双冬鸭肉粥

组成：天冬10克，麦冬10克，水鸭肉100克，粳米、姜、盐各适量。

用法：将水鸭洗净切块飞水，再与冲洗干净的天冬、麦冬、粳米、姜片放入锅内，加清水500毫升，武火煮开后，文火煮至米开鸭肉酥烂，加入适量的食盐调味即成。

主治：适用于口渴咽干、大便燥结、心烦不眠者。

方中天冬味甘、苦，性寒；归肺、肾经；能养阴润燥，清火生津。麦冬味甘、微苦，性微寒，归心、肺、胃经，能养阴润肺，益胃生津，清心除烦。水鸭味甘性平，能滋阴养胃，补气利水。配而用之共奏养阴生津的功效。注意：天冬、麦冬均为养阴之品，甘寒滋腻，凡脾胃虚弱、痰湿内阻、腹满便溏者不宜用。

温馨提示

中老年人口干须细究病源

通常情况下，如果长时间不停地说话，就会感觉口干舌燥，一般歇口气、喝喝水就能缓解，但随着年龄增大，产生口干症状的原因就不仅仅是讲话多、运动量大了。从中医学角度来说，这是因为老年人的生理特点是阴阳渐衰、阴液不足，尤其是肾精不足时，嘴里的津液稀少。从西医学角度来说，如果排除其他疾病导致的口干，它是由于人的器官衰退，分泌唾液的腺体功能下降所致。

不过，老年人的口干燥症除了因唾液腺功能退化引起之外，也有可能是由其他疾病引起，比如糖尿病（消渴症"三多一少"：多饮，多食，多尿，形体消瘦）。一些老年人由于家庭等各种因素，长期焦虑、孤独、精神紧张，这种精神状态会使流入唾液腺的血液减少，导致唾液腺功能降低，唾液分泌减少。此外，也有可能因治疗其他疾病服药而导致口干，比如支气管扩张药、抗帕金森病药、抗过敏药等。

如果女性出现口干，还应该想到干燥综合征的可能。干燥综合征又叫舍格伦综合征，90%都在女性身上发作。不过与单纯性的口干燥症不同，干燥综合征会同时伴有眼干症状。这个病本质上是一个自身免疫性疾病，身体的免疫细胞对泪腺、唾液腺发起了进攻，致使其受到伤害而分泌不足。因此，如果使用枸杞子及其配方治口干无效时，就应该留心其他多种致病原因，进一步详细检查、排除，这样治疗口干燥症才会万无一失。

蒲公英清胃定痛，治慢性胃炎有殊功

症　状　胃痛

老偏方　蒲公英汤（散）；蒲公英白及汤

蒲公英属清热解毒类中药。本品味甘、苦，性寒，能化热毒，擅疗疔疮、恶肿、结核，又能疗喉痹肿痛，并可利尿通淋，种种治效，难以尽述。但其有清胃定痛的功效却鲜为人知。我用蒲公英治胃病，如慢性胃炎和胃、十二指肠溃疡，屡试不爽。

一王姓女患者，37岁，教师。夙患胃痛，此次发作已3日，自觉痛如火灼，嘈杂易饥，口干口苦，大便干结，小溲近黄，前医误予辛香止痛之品，药后疼痛有增无减；苔薄黄，脉弦。此火热作痛也，当予清胃定痛之剂。药用蒲公英30克，赤芍12克，生甘草5克，清宁丸4克（每日分2次吞服）。药后3日大便畅行，脘痛顿挫，善后以"蒲公英甘草蜜煎"调治而愈。我们在临床上用这个方法治愈了多例胃病患者。

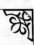

◎**蒲公英甘草蜜煎**

组成：蒲公英30克，甘草6克，蜂蜜20克。

用法：沸水冲泡，当茶饮，每日2剂。

功效：缓中和急，清胃定痛。

主治：适用于慢性胃炎、胃及十二指肠溃疡。如属虚寒性胃痛，喜按，喜热饮，方中蒲公英宜加白酒同放锅中炒一下，以减药物之寒性。

蒲公英遍地皆有，寻常易得，而其功用也颇为神奇。实验证明，蒲公英对金黄色葡萄球菌、溶血性链球菌、肺炎双球菌、脑膜炎双球菌、白喉杆菌、铜绿假单胞菌、痢疾杆菌、伤寒杆菌、卡他球菌等，皆有杀灭作用，对结核菌、某些真菌和病毒也有一定的抑制作用。因此在一定程度上可代替抗生素使用。

西医学研究表明，蒲公英植物体中含特有的蒲公英醇、蒲公英素以及胆碱、有机酸、菊糖、葡萄糖、维生素、胡萝卜素等多种健康营养的活性成分，同时含有丰富的微量元素，其钙的含量为番石榴的 2.2 倍、刺梨的 3.2 倍，铁的含量为刺梨的 4 倍，更重要的是其中富含具有很强生理活性的硒元素。因此，蒲公英具有十分重要的营养学价值。国家卫生部已将蒲公英列入药食同源的品种。

日本近十几年也十分重视开发蒲公英，而且颇有成效。目前日本市场上流行的一种功能性饮料，就是用蒲公英做原料制成的。日本还用蒲公英制成酱汤、花酒等系列保健食品，将蒲公英直接作蔬菜食用亦十分盛行。蒲公英可生吃、炒食、做汤、焯拌，风味独特。生吃：将蒲公英鲜嫩茎叶洗净，沥干蘸酱，略有苦味，味鲜美清香且爽口。凉拌：洗净的蒲公英用沸水焯 1 分钟，沥出，用冷水冲一下。佐以辣椒油、味精、盐、香油、醋、蒜泥等，也可根据自己口味拌成风味各异的小菜。做馅：将蒲公英嫩茎叶洗净水焯后，稍攥、剁碎，加佐料调成馅（也可加肉）包饺子或包子。我可以肯定地说，对于胃病患者，常食蒲公英是大有裨益的。

前辈医家对蒲公英能治胃脘作痛早有认识，如清代王洪绪《外科证治全生集》载本品"炙脆存性，火酒送服，疗胃脘痛"，其效甚佳，当是实践经验之总结。从蒲公英之性味分析，其所主之胃痛，当属热痛之类，而王氏之应用，既炙脆存性，又送服以火酒，则其寒性已去，只存其定痛之用了，王氏可谓善用蒲公英者矣！近贤章

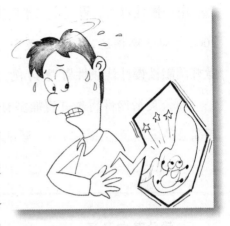

次公先生治胃溃疡病，具小建中汤证者，恒以此汤加入蒲公英 30 克，疗效甚高。这一配伍方法，乍看似属温凉杂凑，不知章先生既重视整体，又针对此病之胃黏膜充血、水肿、溃疡等局部病灶，而拟定辨证与辨病相结合的处方也。其立法制方之妙，匪夷所思矣。国医大师朱良春先生总结了前人的经验，根据切身的体会，认为："蒲公英的镇痛作用不仅在于它能清胃，还在于它能消瘀，凡胃脘因瘀热作痛，用其最为相宜。而胃溃疡之疼痛，配合养胃之品，又可奏养胃消瘀、镇痛医疡之功。如能选用其根，晒干研末吞服，效尤佳良。"

说起这个偏方原理很简单，但配方中也蕴藏奥妙。现在知道，幽门螺杆菌是产生慢性胃炎的主要原因，而蜂蜜、甘草都有杀菌作用，研究已证实它们对幽门螺杆菌，甚至是对常规抗生素耐药的幽门螺杆菌也有抑制杀灭的效果。甘草还有抗溃疡作用，能抑制胃酸分泌，缓解胃肠平滑肌痉挛，并能镇痛。另外，蜂蜜味甘，中医学认为它有缓急止痛之效。用蒲公英入药方，则是因为药理学研究表明，它不但有杀灭抑制幽门螺杆菌的作用，还有修补胃

黏膜损伤的效果，动物实验证实，水煎剂对大鼠应激性溃疡有明显的保护作用，能明显减轻大鼠胃黏膜的损害，使溃疡发生率和溃疡指数明显下降，所以，用于慢性胃炎、胃及十二指肠溃疡同样可行。据《中国中西医结合杂志》2002 年第 3 期报道，用蒲公英 30 克，泡水，早晚空腹服用，以其治疗幽门螺杆菌阳性慢性浅表性胃炎 44 例，总有效率达 93.2%。

蒲公英治慢性胃炎并胃痛多有验证。《当代中医师灵验奇方真传》载：用蒲公英配白及治慢性胃炎，屡试不爽。

◎蒲公英白及汤

组成：蒲公英（全草）25～50 克，白及 10 克。

用法：水煎 2 次混合，分早、中、晚 3 次饭后服。

功效：清胃定痛，止血生肌。

主治：适用于慢性胃炎、胃及十二指肠溃疡并发出血者。

医者曾用本方治一王姓男患者，患慢性胃炎 10 余年，胃痛缠绵，经常发作，近年来逐渐加剧，到多家医院治疗无效，经用此方治疗，服药 7 日后，胃痛基本消失。继原方减蒲公英为 25 克，服药月余痊愈，观察 8 个月未见复发。又有一位 46 岁余先生，患浅表性胃炎，胃部很不舒服，经常疼痛，而且饭量减少。用西药奥美拉唑（一般用于胃酸过多引起的烧心和反酸症状的短期缓解）治疗 2 个疗程，疼痛缓解，但是没多长时间又复发。后来我用上方为其治疗后痊愈。临床验证，用蒲公英白及汤治疗后疼痛消失快，反复应用仍有良效。

临床经验证实，用单味蒲公英治疗胃炎、胃溃疡及十二指肠溃疡有良效。

◎一味蒲公英煎（散）

组成：蒲公英（干品）50克。

用法：水煎，早晚分服，每日1剂。或用蒲公英磨成细粉（散剂），每次20～30克，开水送服，每日2次。可连用10日为1个疗程，一般服用3～5日时，胃痛、胃胀、不适症状会明显缓解或消失，且无任何副作用。蒲公英也可用鲜品，取200克水煎服，每日分2次服完。

蒲公英最适宜胃热患者，胃寒者效果稍差。胃热主要表现有：烧心、嘈杂、胃胀痛、吐酸苦水、口臭、小便黄等症状。如胃酸过多，蒲公英可与海螵蛸（乌贼骨）合用，效果较好。

运用蒲公英治疗胃痛的经验不胜枚举，鉴于古而今有发挥。早在清代的《外科证治全生集·胃脘痛》中即有记载："取鲜蒲公英，瓦上炙枯黑存性，研末，每取五分（约1.5克），滴花烧酒，调团口含，再以烧酒送咽。痛息，接服五日痊愈，戒食生冷。"《验方并怪病奇治》有当代名医叶橘泉"蒲公英之治胃痉痛"之经验：慢性胃炎初起时，食后不舒，嗳气艰苦，继则胸骨后隐隐作痛，其痛弥漫，或连背部（颇与反流性食管炎症状近似）。食后则痛较重，或吐逆，吐物中含有胶性黏涎，甚则不能饮食，用蒲公英磨细粉一钱（3克），甜酒酿一杯，煎滚冲服，一日两次，既有效而且合理。著名中医药学家沈仲圭有治"神经性胃痛方"，据其述系来源于金陵神学院李汉铎牧师所传之胃气痛方，用糯米酒半斤（250克），蒲公英三钱（9克），将酒烧滚，冲药服或煎服亦可。重者日服三次，轻者日服一次，数日即愈。近代名医颜德馨之父颜亦鲁著有《餐芝轩医集》。颜老前辈临床治胃痛之有热灼感者，喜用蒲公英。曾以蒲公英一味制丸治疗溃疡性胃痛，颇有临床效果。有长服至2个月以上者，其病若失。如诸家用单味蒲公英治胃病，有异曲同工之妙。

 温馨提示

胃炎患者饮食调理很重要

患者食物要选富有营养、易消化的细软食物为主，多吃含植物蛋白、维生素多的食物。你可以吃煮熟的栗子、大米粥、羊奶、酸乳、白乳酪、开菲尔乳。如果症状严重，吃一些软性食物，如米汤、酪梨、香蕉、马铃薯、南瓜类。将所有蔬菜搅碎，再烹调。偶尔吃一些蒸熟的蔬菜，如红萝卜、胡萝卜及绿花椰菜。节制饮酒，不吸烟，以避免尼古丁对胃黏膜的损害；避免长期服用消炎止痛药，如阿司匹林及皮质激素类药物等，以减少胃黏膜损害。定期检查，必要时做胃镜检查。遇有症状加重、消瘦、厌食、黑粪等情况时应及时到医院就诊。

溃疡病胃痛反酸，蛋壳散乌贝散服之可瘥

症　状　胃痛，嗳气吞酸，或呕血、便血
老偏方　蛋壳散；乌贝散；制酸止痛老偏方

溃疡病是胃溃疡和十二指肠溃疡的俗称，因溃疡形成与胃酸（胃蛋白酶）的消化作用有关而得名，故又称消化性溃疡。胃及十二指肠溃疡以慢性、周期发作性及有节律性疼痛为特点，十二指肠溃疡主要为饥饿痛，胃溃疡主要为餐后痛，可伴嗳气、反酸、恶心、呕吐等症状。

溃疡病是一种常见病，且病程长、并发症多（如出血、穿孔、梗阻及癌变等），往往治愈后不久又会复发。为此，医学界常用"难治的溃疡，难防的复发"来形容溃疡病。其实，只要掌握好用药原则，并有战胜疾病的信心，加强自我保健，溃疡病是完全可以治愈的。

溃疡病的一个突出症状是反胃、吐酸伴随着胃脘疼痛，故而制酸与保护、修复胃黏膜是治疗中不可少的重要环节。这方面民间有不少具有独特疗效的偏方、验方。

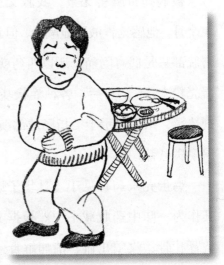

我的叔父 46 岁那年患胃病已有 3 多，表现为上腹部疼痛、恶心、泛吐酸水，形体瘦弱。我当时刚当上大队卫生室的"赤脚医生"，并不通什么医术，不敢造次，

只得带他到公社医院做检查治疗。记得当时医生说他是十二指肠溃疡，先后用了氢氧化铝凝胶、复方氢氧化铝、溴丙胺太林等西药，但时而缓时而作，药服完了我就照着原方给他用，如此治疗半年有余，终不能愈。叔父笑我这个做医生的侄儿没能耐。一次偶然的机会，我遇到了高中教我数学的程老师（他的祖上有几代人是中医，自己也经常看些医书，偶尔还给人看看小病），当我谈到胃病难治及我叔父的病情时，他莞尔一笑，对我说："杀鸡焉用牛刀！鸡蛋壳就能治好。"随即告诉我"蛋壳散"的用法。

◎蛋壳散

收集鸡蛋壳，将蛋壳洗净内膜，打碎成颗粒状，放入铁锅内用文火炒黄（不能炒焦），然后用擀面杖反复碾压成细末，越细越好，装入瓶中备用。每日三餐前各吃一小勺（约5克），以温开水送服。

被病痛折腾得无奈，我叔父也只好抱着试试的心理如法服用。起初的1个月，他感觉胃酸明显减少，但其他胃药照样吃；第二个月不再泛吐酸水，胃脘部只是偶有隐痛，所以西药就逐渐减量；到第三个月西药停用，只吃鸡蛋壳粉末，6个月后，各种症状基本上没有了。最后我带他到当地医院做钡剂造影，结果显示十二指肠球部溃疡愈合了。后来，我用此偏方治愈了多例溃疡病患者。

鸡蛋壳入药首见于《日华子诸家本草》。近代的《中药大辞典》亦将其作为一味中药收载书中。根据文献记载，它具有燥湿化饮、制酸止痛、益肾壮骨、收敛止血、消痈解毒敛疮等功效。蛋壳的主要成分是碳酸钙，有收敛制酸的作用，研成的粉末进入胃部覆盖在炎症或溃疡的表面，可以起到保护胃黏膜的作用。

研究表明，鸡蛋壳粉与复方氢氧化铝取等量值时，其水溶液的 pH 基本一致，均大于 9，呈碱性，可以认为鸡蛋壳粉制酸的作用机制以中和胃酸为主。由此可知，鸡蛋壳治疗患者的反酸症状是有一定科学根据的。

鸡蛋壳经炒黄法炮制后制成的细粉，有缩短小鼠凝血时间的作用，这与文献记载其功能收敛止血，治各种出血的作用相似。由于在内源性凝血过程和外源性凝血过程中，钙元素均为必不可少的凝血因子，由此可以推测，蛋壳粉中高含量的钙是缩短凝血时间、具收敛止血作用的物质。

现代实验还证实，鸡蛋壳的止血、抑酸作用是治疗十二指肠球部溃疡的药理基础，因此，溃疡病患者在服鸡蛋壳炒黄粉后，十二指肠球部溃疡愈合是有一定道理的。需要提醒注意的是，鸡蛋壳炒黄后服用，一定要精心加工成极细粉末，如果弄得不是很细碎的话，反而会损伤胃黏膜，对胃造成伤害。

提起制酸止痛治胃病，还有一则"乌贝散"的偏方，堪称"胃病良药"。

◎乌贝散

组成：海螵蛸（乌贼骨）270克，浙贝母45克。

用法：先将上药烘干，分别研细为末，和匀，放入密闭瓶中备用。

服法：每次6克，每日3次，温开水空腹送下。4周为1个疗程。

主治：凡确诊为胃酸过多，胃及十二指肠溃疡而见嗳气反酸，胃脘灼热疼痛，或伴呕血，或伴大便出血，或伴脘胀食少等，皆为此方之适应证。

曾治朱某，男，42岁，干部。有胃脘部规律性疼痛病史3年余。3年前无明显原因出现脘痛，多在进食后疼痛加重，饥饿时稍有缓解，先后使用多种中西药治疗，均无显效。近日因疼痛加重、胃纳呆、嗳气泛酸，伴柏油样便而就诊。患者形体消瘦，面色萎黄，唇甲色淡白。胃镜检查示：胃体部可见大小2厘米×1.5厘米的溃疡面有活动性出血。他对我说，害怕那种大把大把地吞药、大碗喝中药汤剂的治疗方式，希望能给他偏方类的中药，既方便省事，又能尽快见效才好。我于是给他开了乌贝散，每次6克，每日3次，饭前温开水冲服。服药3日后，疼痛明显减轻；连服4周后消化道症状消失，饮食正常。2个月后胃镜复查显示溃疡愈合。

　　乌贝散乃民间验方，因疗效卓著，曾被《实用中药学》收载。书中说，此方治胃酸过多，胃、十二指肠溃疡，效果可靠。乌贝散中的浙贝母性寒、味苦，具有清热散结的功效。《本草逢原》中说：浙贝母可"治一切痈疡"。药理学研究证实，浙贝母中含有的贝母碱对患者胃肠道的平滑肌有明显的解痉作用。该方中的海螵蛸性微温，味咸、涩，其所含的主要成分碳酸钙具有抑酸止痛的功效。因此，两药合之，能治疗胃酸过多和胃、十二指肠溃疡。

　　药理学研究证实，使用本方后，通过对体内及体外的胃液分析，发现乌贝散对胃液中的游离酸和总酸度均有强大的中和作用。除有对抗胃酸的局部作用外，还有抑制胃酸分泌类似抗胆碱能神经药物的全身作用。乌贝散与其他几种常用抗酸药比较，其体内作用大于其他各药，而且持久，体外试验其抗酸作用低于氧化镁、镁乳、钙镁片，而大于氢氧化铝凝胶。又据北京中医研究所研究证明，乌贝散有明显的吸附胃蛋白酶和胃酸的作用，并能抑制胃蛋白酶的消化作用。小鼠实验研究亦表明，乌贝散确有明显加速胃溃疡愈合的作用。上述机制为溃疡的愈合提供了良好条件。我自从接触中医临床后，凡遇上述病证或单独应用，或于辨证方中加入此方药，多获良益，证实乌贝散确属修复消化性溃疡的良方。

我在临床中体会到，此方应灵活用之。胃、十二指肠溃疡伴少量出血者，此方宜加倍服之；出血量较多者，加白及粉6克服之；痛剧者，加延胡索末3克服之；呕血者，用竹茹、黄连各9克，煎汤送服乌贝散；胃中寒冷而痛，喜按喜温者，用香砂理中汤送服乌贝散；伴腹胀食少者，用厚朴生姜半夏甘草人参汤送服。似此方能得心应手，事半功倍。

 温馨提示

巧治溃疡病　民间偏方多

★乌及散

组成：海螵蛸、白及各30克，浙贝母12克。

用法：上药共研细末，贮瓶备用。每次6克，每日4次。

功效：制酸止痛，止血敛疡。用于溃疡病泛酸胃痛，并发消化道出血，见柏油样大便者。

★白及粥

组成：白及粉15克，大枣5枚，蜂蜜15克，糯米50克。

用法：先将糯米、大枣、蜂蜜同煮，待粥将成调入白及粉，用文火煮至粥汤稠黏即可。每日晚餐温热服食。

功效：白及甘苦性凉，质黏而涩，具有止血、养胃功效。适用于溃疡病出血后的调治，可治病、强壮身体，一般无明显副作用。

★甘楞散

组成：药用煅瓦楞子、甘草各等份。

用法：上药共研细末，每次4克，于饭前20分钟开水冲服，每日3次。

功效：甘平收敛。主治一切胃病，尤其适用于胃炎、胃溃疡、复合性胃和十二指肠溃疡病。

★彝族偏方

组成：韭菜白300克，鲜蜂蜜250克，鲜猪油200克。

用法：将前一味药烤干研粉，后2味拌匀成蜜油。每次服蜜油9克加韭菜白6克，每日3次，连用1～2周。

功效：具有润护胃肠、增食欲、通便秘之效。彝族民间喜用此方治疗胃炎、胃溃疡等病。

★瑶族偏方

组成：野荞麦根90克，猪骨头适量。

用法：炖服，每日1剂，连服7日，此后每隔2日服1剂，连服1～3周。

功效：清热解毒，加速溃疡面愈合。治疗胃溃疡效果颇佳。

呕吐分寒热，半夏可建功

症　状　呕吐，呃逆，反复发作

老偏方　半夏、山药；山药半夏粥；小半夏汤

呕吐是由于胃失和降，胃气上逆以致引起食物及痰涎从口吐出的病症。是多种急、慢性疾病常见的症状之一。历代医家以有声有物谓之"呕"；有物无声谓之"吐"；有声无物谓之"哕"。实际生活中呕与吐是很难截然分开的，故一般称为呕吐。呕吐可见于西医学中的许多疾病，如急性胃炎、神经性呕吐、贲门痉挛、幽门痉挛及梗阻、胰腺炎、胆囊炎等。

呕吐有虚实、寒热之分，但首当辨寒热。简单的辨别方法，吐后口舌干燥，思饮水者，就是胃热引起的呕吐。吐后口舌湿润，不思饮水者，就是胃寒引起的呕吐。半夏治呕吐，如果应用得当，无论寒呕热呕，皆有良效。

我的朋友张某是某公司的部门主管，2年前患胃、十二

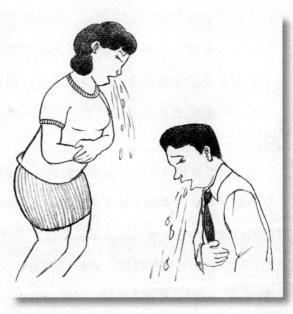

指肠壶腹部溃疡，近因公务劳碌，而病反胃，时常饭后或夜半呕吐。经某医院诊断为幽门梗阻，服了一些药未见有效，仍然呕吐，而且闻到中药味都想吐。我说，你这样吧，回家用半夏煎汤，用汤汁煮山药末如稀粥，每日服2次。他按我说的方法服食，第一天就不反胃了，服了3日，恶心、呕吐的症状均已消失。后用香砂六君子汤加丹参、煅瓦楞子调理月余，至今半年未复发。他问我止吐的药方很简单，为何如此有效。我告诉他，幽门梗阻，其病既因梗阻使食物通过有碍而呕吐反胃，又因饮食物不得下，停聚为湿为痰，正因为半夏能燥湿化痰，又能下气散结，故用之有效。用山药者健脾益气，以半夏汤制粥食以助药力之施行，共奏生津和胃，降逆止呕之功。

◎山药半夏粥

组成：生山药（研成细末）30克，清半夏30克。

用法：先将半夏用微温之水淘洗数次，不使有分毫矾味。用煮菜小锅（勿用药罐）煎取清汤约两杯半，去渣调入山药细末，再煎两三沸，其粥即成，和白砂糖食之。若肺、胃有热者，以柿霜5克代白砂糖，胃寒者用粥送服干姜细末约1.5克。

主治：适用于胃气上逆，脾胃虚弱，以致呕吐不止，特别是闻药气则呕吐益甚，诸药皆不能下咽者。

清代名医张锡纯认为"从来呕吐之证，多因胃气冲气，并而上逆"所致。半夏为降胃安冲之主药，故《金匮要略》治呕吐，有大、小半夏汤。用这个方子的时候要注意，呕吐的人最忌矾味，而现在药店所出售的半夏，虽清半夏亦有矾，故必将矾味洗净，而后以治呕吐，不致同于抱薪救火也。其多用至30克者，诚以半夏味本辛辣，因坊间治法太过，辣味全消，又经数次淘洗，其力愈减，必额外多用之，始能成降逆止呕之功也。而必与山药作粥者，凡呕吐之人，饮汤则易吐，食粥则借其稠黏留滞之力，可以略存胃腑，以待药力之施行。且山药，在上大能补肺生津，则多用半夏，不虑其燥，在下大能补肾敛冲，则冲气得养，自安其位。且与半夏皆无药味，故用于呕吐甚剧，不能服药者尤宜也。

还有一则用半夏命名的古方——小半夏汤，随症加减治各种呕吐皆有良效。

◎小半夏汤

组成：半夏 18 克，生姜 15 克。

用法：上二味，用水 700 毫升，煮取 300 毫升，分 2 次温服。

功效：和胃降逆，消痰蠲饮。

主治：诸呕吐，谷不得下者。

曾有某女，59 岁，突发中风偏瘫入医院抢救。医院诊为脑血管意外，并采取急救措施。次日，患者神志渐清，欲饮水，少饮片刻，即呕吐。此后，呕逆频作，饮食不进，医者无措。家人寻访到一偏方，以半夏 12 克，生姜 15 克，冷水煎后缓缓服下，服后即能渐进米粥，未再犯呕。次日饭后又作呕逆，又以此方治效。后家属持此方药煎取数杯，每于饮食前服之几勺，直至病情稳定出院，呕逆未再发作。

《上海中医药杂志》1979 年第 4 期报道了一则典型案例：患者陈某，因慢性胃窦炎伴息肉样变，行胃次全切除术，术后第 6 天发生胆汁性呕吐，持续 70 多天不能进食，全靠输液维持，每次呕吐大量黄苦水（胆汁），曾于术后 2 个月行二次手术（松解粘连），但呕吐未能够缓解，中医给予旋覆代赭汤、泻心汤、左金丸等加减，以及益气养阴、生津和胃剂治疗无效。改用小半夏汤加人参，方用生半夏9克，生姜9克，人参（另煎）9克，浓煎40毫升，分2次服，连服5剂后呕吐止，并能进食。小偏方治大病，诚可信也。

其实，小半夏汤实为止呕之祖方，它出自东汉名医张仲景之《金匮要略》。宋代朱肱《类证活人书》称其为"半夏生姜汤"，主治"胃中有寒之哕逆"。大凡呕吐，皆由胃气上逆所致。胃主受纳，以降为顺，胃失和降，气逆于上。"诸呕吐"系指各种原因引起的呕吐，由于小半夏汤所用半夏、生姜，善降逆和胃，为治呕吐之要药，故本方随症化裁得当，即可治诸般呕吐。

以本方为基本方加味应用，可治疗各种不同性质的呕吐。加茯苓，水煎服，治胸满呕吐；加党参，水煎服，治饮食即吐；加甘蔗汁，水煎服，治胃热干呕；加陈皮，水煎服，治呕逆服药无效；加黄连，水煎服，治恶心、胃有热，呕吐不止；加藿香，水煎服，治胃寒呕吐；加砂仁（砂仁、半夏以姜汁炒干），水煎服，治昏迷呕吐口渴；加灶心土，水煎服，治各种呕吐。

临床上，这个方剂适用于以呕吐或恶心欲呕为主诉的许多疾病，见于妊娠恶阻、梅尼埃病、神经性呕吐、贲门痉挛、溃疡病并发幽门梗阻、先天性肥厚性幽门狭窄、胃扭转、胃痛、胃炎、胃次全切除术后、胰腺炎、胆囊炎、尿毒症、因放化疗引起的呕吐等。呕吐是本方应用的主要指征，在多种疾病中都可见到本方证，并不限于胃肠病。如清代名医叶天士《临证指南医案》用本方加姜汁治"胃咳"，症见脉沉、短气、咳甚、呕吐饮食、便溏泄。

王子德先生曾治疗一位30岁女性患者，胃痛，打嗝，吐清水痰涎，畏寒，痛时喜温熨按，腹胀，纳呆，吞酸吸气，口不渴喜热饮，舌苔白，脉微沉紧。处以小半夏加茯苓汤：半夏（先煎半小时）40克，茯苓30克，生姜30克，服药4剂而愈（《四川中医》1983年第2期）。

妊娠呕吐也可用本方止呕。日本汉方医学权威人士矢数道明治疗一女性，

23 岁，妊娠 3 个月，反复恶心与呕吐 1 个半月，不能进食，身体迅速消瘦，衰弱。诊其腹柔软，有胃内停水征。给予小半夏加茯苓汤，每次取少量冷服。服后第三日呕吐即止，已能进食（《汉方辨证治疗学》）。

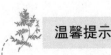 温馨提示

呕吐的调护与预防

呕吐患者在服止呕汤药时，宜少量频服，过多过快服药常导致将所服药液吐出，或在药液加入姜汁少许。且患者应适当休息，寒温适宜，食物要清淡，易于消化，少量多餐。

预防呕吐，在于养成良好的饮食习惯，注意饮食卫生，病愈后仍需注意饮食调摄，避免饥饱无度，生冷不忌，恣食厚味。此外，要掌握常诱发呕吐的原因和发病规律，尽量避免一切致病因素。

呃逆频作好痛苦，学会几招自然平

症　状　频频打嗝，呃呃连声，令人不能自制

老偏方　指甲烟熏法；刀豆饮（散）；黑白散

呃逆也叫"打嗝儿""打嗝""打呃"。呃逆可由各种原因诱发，膈神经兴奋而引起膈肌不自主间歇性收缩，使空气快速被吸入呼吸道内，同时伴有吸气期声门突然关闭而产生的一种特殊声响。声短而频，呃呃连声，令人不能自制。健康人因饱餐或受寒冷刺激等所致的一时性呃逆，为日常生活中常见的症状，大多在数分钟至数小时自然消失，并非病态，不需治疗。但少数患者表现为持续性呃逆，影响说话、进食和睡眠，临床上通常把持续48小时不缓解的呃逆称为"顽固性呃逆"，也称为"难治性呃逆"，多伴有其他疾病，如纵隔部位器官的炎症和肿瘤、胃癌、脑部肿瘤和脑血管意外、胸膜炎、心肌梗死和心包炎、尿毒症、手术后等，顽固性呃逆会严重影响休息，给患者带来痛苦，同时会加剧病情，因此大多需要治疗。

张老就有一个打呃的老毛病，已经有20多年了，一打呃就持续三四天，打得整个人浑身抽动，躺在床上也打，整张床会动，睡醒了就连续打，自己难受不说，连办公室的同事也讨厌他因打呃发出的声音。他打呃有时是因为吃了偏辣的食物引起，有时候是因为受冷风引起。西医说他是横膈膜发炎，可吃了一段时间西药不管用。只好吃中药如丁香、柿蒂之类，虽然缓解了症状，但还是经常复发。一个偶然的机会，他听人说打呃的时候，剪下一点自己的

指甲插入香烟头部，抽指甲烟能治疗打呃。后来，他再次打呃的时候就抱着试试看的心态抽了有指甲的烟，没想到真的止住了打呃。他把这个方法介绍给了我，我为了弄清这一方法的确切疗效，就去查阅医学资料，结果发现有许多临床报道都证实其有效。

◎指甲烟熏方

剪取手指甲（或足趾甲）4～5片与烟丝装入烟斗，或将指甲插入香烟末端，点燃后吸烟吞下，连续服完指甲烟，呃逆即止。一般1～2次，不超3次治愈。

医籍记载，指甲味甘、咸，性平。能利咽，明目，止血。中医学认为，"爪甲者，筋之余"，肝主筋，那么肝管着指甲，呃逆多为肝气横逆犯胃，胃气上逆所致，指甲有疏肝降逆和胃的作用。中医临床大家李可也曾介绍过指甲烟治呃逆的方法：先令患者将自己的指甲剪为细丝，装入烟卷中，点燃，狠吸几口咽下，呃逆遂止。人指甲点燃后极臭，其气下降甚速，吸入喉间，立即呛咳，是肺气先通之兆，符合"欲降先升，升已而降"之理。此法来自民间，治呃立时见效。有一位患者呃逆频作已5日，李老为其开具药方后，嘱其如法吸烟数口之后，至取药出门半小时内仅呃逆1次，获效极其神速。李老指出，凡久病、重危症见呃逆者，多属危候。于甲烟中加入麝香末0.15克，吸入立止，为辨证治疗争取时间。后来，我们治疗顽固性呃逆10余例，经此法1～3次呃逆均止。

中医治疗呃逆，以和胃、降气、平逆为主。中药治疗最常用的方剂是丁香柿蒂汤（丁香6克，柿蒂9克，人参3克，生姜6克，水煎服；胃气不虚者，可减人参）。这是一剂降气的方药，功能降逆止呃，温中补虚。主治虚寒呃逆。呃逆不已，胸脘痞闷，舌淡苔白，脉沉迟。李女士打呃已有3日，而且膈间及胃脘不舒，得寒愈甚，正合此方证。我准备给她开丁香柿蒂汤方，她嫌煎药麻烦，我说那你就将刀豆熬汤喝着试试，她将信将疑，但也还是按我说的做了，喝了3日后呃逆就没有再发作。用刀豆治呃逆，方法有以下两种。

◎方1　刀豆饮

组成：刀豆子20克，柿蒂5个，生姜3片。

用法：将刀豆轧碎，与生姜、柿蒂加水同煎，去渣取汁加红糖适量，日服2～3次。

主治：此方治虚寒呃逆、胃寒呕吐均可。

◎方2　刀豆散

组成：刀豆子50克，丁香、柿蒂各9克。

用法：将诸药研为细末，和匀备用。每次服6～9克，温开水送下。本方用刀豆子温中下气止呃。

主治：用于脾胃虚弱，呕逆上气。

刀豆为豆科植物刀豆和洋刀豆的种子。刀豆豆荚很长，其形如刀，故又称挟剑豆，豆荚内有粉红色豆子十多粒。味甘、性温，具有暖脾胃、下气、益肾、补充元气的作用。适用于气滞、打嗝、胸闷不适、腰痛等症状。嫩刀豆用来煮食或制成酱菜，不仅味道鲜美，还有温补的作用；老刀豆则对打嗝的治疗效果最好。近代研究表明，刀豆对人体镇静也有很好的作用，可以增强大脑皮质的抑制过程，使神志清晰，精力充沛。

古人很早就知道用刀豆治呃逆。《本草纲目》记载，刀豆能"温中下气，利肠胃，止呃逆，益肾补元"。李时珍在书中还记述了一则用刀豆治呃逆的故事："有人病后呃逆不止，声闻邻家，或令取刀豆子烧存性，白汤调服二钱（相当于现代的 6 克），即止。此亦取其下气归元而逆自止也。"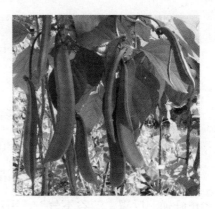

不过，呃逆不一定都是虚寒，也可因津伤胃热或其他疾病引起。江龙生在《实用中医药杂志》1998 年第 5 期上介绍了一个偏方，取名"黑白饮"，用这个药方治疗各型呃逆 64 例，总有效率达 92.2%。

◎黑白饮

组成：乌梅 20 克，豆蔻 10 克。

用法：冲开水 200 毫升，文火煎煮 3 分钟后滤取药汁，待药汁至温，缓缓口含服。每日 1 剂，症重加倍。一般服药 1～3 剂，呃逆消除或次数明显减少。

有一姓俞的 64 岁患者，胃癌术后 3 周开始发生呃逆，持续 5 日且日渐加剧，言语对答时打嗝也不能停止。气短神疲，胸腹胀闷隐痛连及两胁，口苦，舌体干瘦，苔黄暗，脉濡细。考虑到胃癌术后戕伐太过。体弱更兼瘀血阻滞脏腑，胸廓血瘀气滞，郁积化火伤津，热郁内阻腑气不行而上逆作乱。拟和胃生津、散瘀降逆，投以黑白饮 1 剂呃逆大减，3 剂而平。

黑白饮中的乌梅能收敛生津，祛虚热烦渴，安心神。《本草经疏》说："热伤气，邪客于胸中，则气上逆而烦满，心为之不安。乌梅味酸，能敛浮热，能吸气归元，故主下气。"《本草求真》认为，乌梅能治"气逆烦满，反胃骨蒸"，《本草纲目》言能治"反胃噎膈"。说明乌梅不但能生津除烦，而且能下气降逆。豆蔻为姜科植物白豆蔻的干燥成熟果实。能行气宽中，芳香健胃。治吐逆、反胃及气滞诸证多用之。《开宝本草》说它"主积冷气，止吐逆，反胃，消谷下气"。用豆蔻治疗呃逆，古人也传下过不少秘验精方，如清代的《沈氏尊生书》有治呕吐、呃逆的白豆蔻汤；明代朱权的《乾坤生意》用其治产后呃逆（豆蔻、丁香各25克。研细末，每次桃仁煎汤服3克，少顷再服）。豆蔻虽性温，但乌梅之酸收可制其温燥之性。二药相伍，降逆和胃，这个药方相对比较平和，诚有良效。

这个方剂制法很有讲究，请你记住要点：①先冲开水进去；②再用小火（中医说的"文火"）煎3分钟即可；③不可久煎，豆蔻起治疗作用的成分主要为豆蔻油，性质很不稳定，久煎极易挥发。

出门在外，如果打嗝不止，有两种应急的方法可供选用。一是棉签摩腭法：将消毒棉签软端放入口腔内，轻轻按摩软、硬腭交界处约1分钟，呃逆即能止住。此法的机制是通过对腭的按摩，产生一种对抗刺激，沿着呃逆反射的输入途径，进而终止其传导，达到止呃的目的。二是棉签摩鼻法：取一根消毒棉签，软端放入鼻腔内轻轻按摩，使喷嚏自出，则呃逆自止。

温馨提示

经久不止的呃逆要警惕

如为反复发生或持续数天不止，经治疗又不能缓解的呃逆，常提示有严重疾病的可能，如食管癌、纵隔肿瘤、膈下脓肿、尿毒症等；对脑血管高危人群，若出现不明原因的呃逆，应警惕中风的可能；在危重疾病过程中出现呃逆，也不是好的预兆，要引起高度警惕。

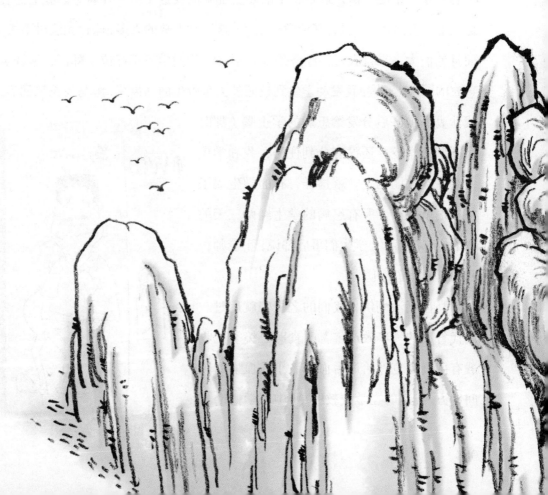

莫要小看马齿苋，防治痢疾真灵验

症　状　腹痛泻痢，下利赤白，或有黏冻，里急后重

老偏方　马齿苋；马齿苋治痢偏方 5 则

1996 年下半年，我还在卫校任教期间，刚开学不久，我担任班主任的那个医士班里有六七个学生突然患了细菌性痢疾，一天拉肚子好多次，下红白冻，里急后重，不能上课，班长、生活委员都来向我这个班主任告急。我心想让他们上医院吊水，但得有其他学生陪着，这课堂上缺的人多，课程无法讲下去；而且他们大多来自农村，经济条件并不好。我们学校正好位于郊区，紧挨着菜农的园地，于是，我发动学生到校园外去采野生的马齿苋，鲜马齿苋采回后，我让妻子煎好后分发给患病的学生喝（那时我刚调入学校，还没有分到住房，我和学生一起住在校园内）。就这样，有的学生喝了一二剂就好了，所有患病的学生经两三天的调治也都没事了。学生们事后都说，王老师，我们真的服了你！

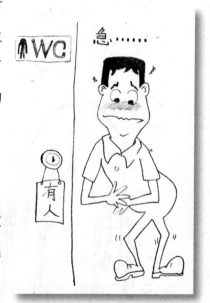

马齿苋治痢疾，我们的老祖宗就用过。唐代昝殷的《经效产宝》《食医心镜》就收载有用马齿苋汁治产后血痢、小儿血痢的民间偏方。我当时在学校教的是《中医学概论》，

在课堂上给同学们讲了一个关于马齿苋药名来历的故事。

明朝崇祯年间，在河北晋州张家庄有户李姓富商人家，家中有三个儿子，老大老二都已成亲。大媳妇是个富户人家的女儿，为人性恶；二媳妇是一个穷苦人家的女儿，为人性善。老三刚十六岁，还没娶媳妇。正好，山西有个逃荒的穷人，带着一个十五岁的女儿来到张家庄，李婆婆见这女孩长得俊秀，就花了些银子买了她，做了老三的童养媳。

童养媳到家后，大嫂时时欺负她，二嫂却处处护着她。有一年秋天，张家庄痢疾大流行，死了很多人。童养媳因吃不饱，身体虚弱，也得了痢疾。大嫂怕自己被染上，就在婆婆身边吹风，要把童养媳赶到山上菜园里的茅屋去住，也不叫人给她送饭。

童养媳身患痢疾，家里人又不把她当人看，觉得走投无路，便要投井自尽，多亏好心二嫂及时赶到，耐心劝说，还带来不少稀饭让她吃，才打消了她寻短见的念头。大嫂知道二嫂给童养媳送饭的消息后，便急忙告诉婆婆，婆婆严令二媳妇今后不准再去送饭。

童养媳在菜园里，几天没人送饭，饿急了又不敢吃菜园里的蔬菜，只好在菜地边挖野菜充饥，说也奇怪，两三天后她的痢疾竟好了。五天后，童养媳返回家中，一进门便愣住了，只见未婚夫披麻戴孝，悲痛不已。他说："咱妈、大哥、大嫂全得痢疾死了，二嫂也得了痢疾，卧床不起……"童养媳听后灵机一动，心想：莫非我的病是那种野菜治好的？她急忙跑回菜园，拔了些野菜煮给二嫂吃。果然，几天后二嫂的病也好了。接着她又从地里拔了许多野菜，治好了许多患痢疾的村民。外村上的人知道后，纷纷前来询问童养媳用的是什么药，她非常热心地把乡亲们叫到一起说："你们看，它的叶片多像马的牙齿，咱们就叫它马齿苋吧！"乡亲们知道了草药的特征，采集来，患痢疾的村民都被治好了。乡亲们为了感谢童养媳，就按她的话，把这药草称为"马齿苋"。

谈到用马齿苋治痢疾，我介绍以下5种方法。

◎马齿苋煎剂

组成：新鲜马齿苋180克（干品90克）。

用法：将新鲜马齿苋洗净、去根，加水至600毫升，煎至300毫升，滤液去渣即成。每次100毫升，每日3次，内服，5～10日为1个疗程。

◎马齿苋槟榔茶

组成：马齿苋10克，槟榔10克。

用法：煎水代茶饮。

功效：清热止痢。用于痢疾初起，发热，便黄绿或脓血者。

◎蒜泥马齿苋

组成：鲜马齿苋500克，大独头蒜30克，芝麻15克，葱白20克。

用法：马齿苋择去杂质老根，洗净泥沙，择成5～6厘米长，用沸水烫透，捞出沥干水。蒜头捣成蒜泥，芝麻淘净泥沙，炒香捣碎。葱白切成马耳形。将马齿苋用食盐、味精拌匀，加入蒜泥、葱白，撒上芝麻即可服用。

功效：清热凉血止痢。用于血痢，下痢便多，便血，发热口干者。

◎马齿苋苦瓜粥

组成：苦瓜 100 克，粳米 60 克，马齿苋 15 克，冰糖 100 克。

用法：将苦瓜洗净去瓤，切成小丁块，马齿苋洗净切碎备用。粳米
　　　洗净入锅加水适量煮至米粒开花，放入苦瓜丁、马齿苋末、
　　　冰糖，熬煮成粥。每日 2 次，每次 1 小碗。

功效：清热祛暑。用于中暑烦渴、痢疾，便稀或脓血者。

◎马齿苋汁

　　挖取新鲜马齿苋 750～1000 克，洗净后捣烂挤出其汁水 150 毫
升左右，每日服 3 次，每次服 50 毫升，连服 5～7 日。无论是急性
或是慢性泻痢，均效果卓著。对顽固病例，还可用马齿苋鲜汁或煎液
保留灌肠，每次 200 毫升，每日 1 次。

　　马齿苋寻常易得，上面所述诸方可根据病情选择应用。

　　马齿苋属马齿苋科，一年生肉质草本植物，叶色绿、椭圆形似马齿，故
名马齿苋。民间有些地方俗称"马蜂菜"，在上海被称为"保健菜"，是一
种特色野菜。因其生命力极强，又有"长寿菜"之称。有的地方又叫"马马菜"
或"麻绳菜"，还有"安乐菜""长命菜"之美誉。马齿苋的生长季节与细

菌性痢疾的多发季节一致且生长迅速，取用方便，无毒。

中医学认为，马齿苋味虽酸，但其性寒滑利，既能清热解毒，凉血消肿，又能滑利大肠，故可治疗热毒血痢及热毒疮疡，唯性寒滑，若寒痢或脾虚泄泻者忌服。有关资料记载，马齿苋茎叶含有烟酸、皂苷、鞣质、尿素等，并含有硝酸钾、氯化钾、硫酸钾及其他钾盐。

通过体外实验发现，马齿苋对各型痢疾杆菌有抑制或杀灭作用；对大肠埃希菌、葡萄球菌等亦有显著的抗菌作用，它对多种细菌性痢疾及化脓性疾病皆有良好疗效，故有"天然抗生素""痢疾克星"之美称。临床观察结果表明，马齿苋对各型细菌性痢疾皆有治疗作用，是治疗痢疾的要药。据有关方面研究对照，认为马齿苋对急、慢性菌痢与西药止痢药（磺胺脒、氯霉素）功效相近，治疗急性菌痢的有效率达90%以上，而且有效剂量的安全范围较大，即使大量服用亦无不良反应，用药安全，为儿童、青少年及其他肾功能不全的细菌性痢疾患者的理想治疗药物，值得临床推广运用。正如谚语所说："莫要小看马齿苋，防治泻痢真灵验。"

温馨提示

预防痢疾做到"四要""三不要"

预防细菌性痢疾，特别要强调注意个人卫生，做到"四要""三不要"。

"四要"　　　　　　　　　　　"三不要"

要消灭苍蝇；　　　　　　　　不要吃腐烂变质的食物；

饭前便后要洗手；　　　　　　不要随地大便；

生吃瓜果要烫洗；　　　　　　不要喝生水。

得了痢疾要早治疗。

细菌性痢疾的主要传染源是痢疾患者及带菌者，凡家中有急性细菌性痢疾患者，应隔离治疗。隔离期限为症状消失后粪便痢疾杆菌二次检验为阴性，或大便正常1周后。

久病卧床便秘多发，苹果粥、白术饮可建奇功

症　状　因病卧床，大便排出困难

老偏方　苹果粥；白术饮；蜂蜜＋麻油

老年朋友本身胃肠道功能退化，再加上因病卧床，无法进行身体锻炼，更降低了胃肠道排空能力，容易造成大便积聚于肠道。粪便不能及时排出，肠道连续不断吸收粪便中的水分，结果使肠道内大便干结，更加重了大便排出的困难。两者互为因果，形成恶性循环。因此，久病卧床的老年朋友，常常被便秘困扰。

其实，解决老年朋友因病卧床大便困难的问题，有一个非常简单却十分有效的软化通便方法，不妨一试。遇大便干结无法解出时，每餐坚持吃碗苹果粥。

◎苹果粥

组成：大米 100 克，苹果 2 个。

用法：将大米淘净，放入锅中煮熟，再取苹果 2 个，洗净去皮，削成薄片，放入锅中与粥一起煮成粥糊。便秘的患者每餐喝一碗苹果粥 400 毫升。每日 3 次，连喝 3 日，若效果不明显可以连续服用。

苹果含有丰富的维生素、大量的纤维素，尤其是纤维素能够促进胃肠道的蠕动，加速结肠和全部胃肠道的运转，吸附水分，从而使大便软化，促使大便排出。因病特别是各种原因引起的瘫痪患者，长期卧床而便秘的老年朋友每餐喝一碗苹果粥，一般连喝 1 ～ 3 日就可见效，大便得到软化，并能较顺利地排出。

吉林延边大学附属医院神经外科通过临床观察到，神经外科脑卒中患者大部分为长期卧床患者。由于患者长期卧床，造成肠蠕动减少，加之发病后常发生中枢性高热，饮食结构发生变化，吸收少，消耗大，大部分患者发病后均发生便秘。虽然患者采取口服稀释的蜂蜜水，口服番泻叶，用开塞露等方法，但效果不佳。用此法治疗 40 例脑卒中后合并便秘患者 40 例，有效 35 例，好转 4 例，总有效率达 97.5%。

我的朋友老王，去年冬天骑自行车不慎摔伤，导致股骨颈骨折。医院安排他在家中做牵引治疗，但强迫体位使躯体基本上是仰卧不能动弹，引起大便秘结，每每数日不能通行，前几次都是靠番泻叶泡水通便，结果大便更是燥结难解。有一天我去他家看望，获悉此情，遂将我了解的这则苹果粥的食疗方法介绍给他。于是，老王的夫人每天都如法熬粥给他喝，果如所料，以后大便如常，基本上都是一二天通畅排便一次，而且骨折愈合得也比较快。

久病卧床，肠蠕动功能明显减弱，有些老年人因气血不足，阴虚津枯，致使大便长期秘结难解的情况十分常见。对于这类患者，我常以白术饮为其调治，重用白术疗效往往比较满意。其法有三。

◎一味白术饮

组成：生白术 60 克。

> 用法：水煎服，每日1剂。用生白术治便秘，剂量有别，少则30～60克，重则120～150克，水煎服，每日1次；便干结者，宜加生地黄15克以滋之；若便难下而不干或稀软，伴有手足不温者，又当加肉桂、干姜各3～6克温通，则不仅通便而且便爽。

张锐的父亲今年65岁，中风后长期便秘。他一便秘，小张就到药店自购大黄、番泻叶，或酚酞（果导）给他服用。这些方法开始有效，后来就无效了，而且越服便秘越严重，他的父亲很痛苦。后来他送父亲到我这儿求治，我只开了一味药：生白术。说来也真灵，他父亲每日服白术饮1次，每次用白术40克煎水喝，连服2日，大便就通了；连服半个月，大便一直保持通畅。

中医学认为，便秘多由燥热内生，津液不足，或情志失调，气机郁滞，或劳倦内伤，身体衰弱，气血不足所致。很多便秘患者在治疗时常用攻伐之品，如大黄、芒硝、番泻叶等，或使用酚酞片、开塞露等，极易导致脾胃的生理功能受损，使脾土亏虚、津液缺损，不能滋润肺金。而肺与大肠相表里，肺气虚则大肠传导无力，从而导致便秘。

治病必求其源，便秘之源何在？源在脾胃。脾胃之药，首推白术。《本草求真》认为："脾苦湿，急食苦以燥之，脾欲缓，急食甘以缓之，白术味苦而甘，既能燥湿实脾，又能缓脾生津，且其性微温，服之能健脾消谷，为补脾脏第一要药也。"脾胃得补，升清降浊，能促进排便功能，故用生白术治便秘有效。《福建中医药》曾于1981年首期刊登了重用生白术治疗便秘的临床报道，用单味白术治疗21例便秘患者，不进行中医辨证，每例给白术 60 克，每日 1 剂，水煎服。结果 16 例于服药后第二天排便，大便质软通畅，但无腹泻，5 例无效。总有效率 76.2%。对比观察说明，单味白术通便效果是肯定的。但与复方相比，药后无肠鸣、矢气、稀便及排便次数增加，说明单用力缓。所以，临床上也可适当佐以行气、润肠之品，不必拘泥于单行之法。

如我曾治某女，48 岁。8 年前因便秘半年，反复发作，经常口服通便灵、甘露醇，配合开塞露，或服泻热通导中药，均未见良效。诊见大便艰涩，虽有便意，但临厕努挣，气短乏力，汗出纳呆。舌淡、苔白，脉弱。辨证属脾胃气虚，津液亏耗。治拟补脾益气、生津润肠。处方：生白术 120 克，陈皮 6 克，白蜜 10 克。水煎早晚分服，2 剂得便行，8 剂后大便通畅，效不更方，再进 6 剂，诸症悉除。

◎白术散

组成：取生白术适量，粉碎成极细末。

用法：每次服用白术散 10 克，每日 3 次。此法对久病虚性便秘、习惯性便秘疗效颇佳，一般用药 3～5 日，大便即可恢复正常，大便正常后即可停药，以后每周服药 2～3 日，即可长期保持大便正常。

单用白术除了煎服、熬膏外，也可研粉生用。有人以生白术 300 克，粉碎成极细末，每次 10 克，每日 3 次，温水送服。此方曾治虚证便秘 20 余例，均获良效。

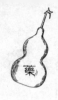

◎白术汤

组成：生白术 60 克，生地黄 30 克，升麻 3 克。

用法：将以上 3 味药先用冷水浸泡 1 小时，然后用水煎煮 2 次，早、
晚各服 1 次，每日 1 剂。

功效：健脾补气，生津润燥，对恢复脾胃的生理功能很有好处。
适用于习惯性便秘、久病便秘。

此为已故著名中医学家魏龙骧（1911—1992）秘传验方。魏老认为，便
干结者，阴不足以濡之。然单纯以滋润从事，而脾不运化，脾亦不能为其行
津液，终属治标。重用白术，运化脾阳，实为治本之图。便干者加生地黄以滋之，
时或少佐升麻，乃升清降浊之意。

1978 年，《新医药学杂志》第 4 期刊登了当时的北京医院魏龙骧先生
医话四则，其中《白术通便秘》一文，介绍了重用生白术治疗便秘的经验。
此方一经公之于世，立即引起医学界的广泛重视和浓厚兴趣，人们纷纷效
仿使用。区区数百语，竟发千古之大秘，从此揭开了现代临床以生白术通
便秘的序幕。时隔仅 1 年余，浙江医科大学妇女保健院在上刊发表了运用
魏老方法治疗 50 例妇科手术后便秘的临床观察。所用药物即是由白术 60 克，
生地黄 30 克，升麻 3 克组成。每日 1 剂，水煎服，一般 1～4 剂。50 例中
有 36 例于服药后 1～2 日开始出现肠鸣转气，随后排便，7 例无效，有效
率为 86%。据观察，服用本方后多数患者先有肠鸣矢气，随后排便。除少
数患者第一天排便时可有 2～3 次稀便外，全部病例在服药过程中均未发
生腹部绞痛及暴泻等不良反应，说明本方药性和缓持久，是一种安全有效

的术后通便方。

药理学研究表明，在正常情况下，白术煎剂对家兔离体小肠有轻度兴奋作用，有时影响不显著，加大剂量也不能引起强直收缩；当肠管受乙酰胆碱作用而处于兴奋状态时，白术呈抑制作用；而当肠管受肾上腺素作用而处于抑制状态时，白术呈兴奋作用，并皆能使肠管活动恢复至接近给药前的状态。以上说明白术具有双向调节作用，这不仅与肠管所处功能状态有关，而且与自主神经系统有关。这种双向调节作用为白术通便与止泻的双向调节提供了实验依据。

 温馨提示

巧用家常蔬菜辅治便秘

家常蔬菜有许多品种对防治便秘极为有利，长期便秘的朋友不妨常食、多食下面几种蔬菜。

★红薯叶

取红薯叶（洗净）250克，蒜头2枚，花生油或其他食用植物油、盐各适量。先将蒜头拍烂用油炒香，再放入红薯叶，炒熟当菜吃（以上为一人量）。可连用2～3日。一般次日可排出软性成形大便。红薯叶含丰富的膳食纤维，可促进肠胃蠕动，预防便秘及痔疾；所含丰富的叶绿素，能够"净化血液"，帮助排毒。研究表明，红薯叶具有增强免疫功能，提高机体抗病能力，促进新陈代谢，延缓衰老，降血糖、通便利尿、升血小板、止血、预防动脉硬化、阻止细胞癌变，催乳解毒，保护视力，预防夜盲等多种良好保健功能。红薯叶是长寿保健食品，在世界范围内被誉为"蔬菜皇后""长寿蔬菜"及"抗癌蔬菜"，亚洲蔬菜研究中心已将红薯叶列为高营养蔬菜品种。当欧美、日本等国家正在掀起一股"红薯叶热"的今日，我国却将红薯叶废弃或作为饲料，实在是太可惜了！

★苋菜叶

取青叶苋菜250克，蒜头2枚，花生油或其他食用植物油3汤匙，炒食法同上。食后次日可排出软性大便。应连续食用2～3日。苋菜能补气、清热、利大小肠，可以减肥清身，促进排毒，防止便秘。

★红薯

取红薯70克，洗净煮熟，下午4：00食用，一般次日早晨可顺畅排出软性大便。还有一种食法：取红薯250克，蜂蜜30克，糖桂花少许，制成红薯蜜羹食用。方法是先将红薯洗净，切成小厚片，倒入锅中，加水1000毫升，煮约30分钟，再加入蜂蜜和糖桂花煮一会儿，当早餐或点心食用，每日服2次，每次1碗。此方具有补中、和血脉、宽肠通便的功效，适用于久病便秘、习惯性便秘，以及动脉粥样硬化症等。红薯营养丰富，但不适用于溃疡病、胃炎、糖尿病患者食用。

必须注意的是，对于非卧病在床的习惯性大便秘结者，应坚持晚餐后散步1小时，这有助于大便畅通。

糯稻根巧治肝炎，泥鳅粉保肝降酶

症　状　肝炎，黄疸，转氨酶升高

老偏方　糯稻根汤；泥鳅粉

听说过糯稻根能治肝炎吗？此问题一提出，恐怕许多人都会感到诧异——稻草根能治肝炎？不可能吧！

糯稻根是禾本科稻属植物糯稻的根须，又名糯稻根须、稻根须、糯谷根、糯稻草根。以根状茎及须根入药，养阴除热，止汗。用于阴虚发热，自汗盗汗，口渴咽干。糯稻根有一定的养胃阴、除虚热和止汗作用，对病后阴虚发热及肺痨蒸热盗汗者尤为适宜。其单用力薄，常随症配伍，如阴虚发热，口渴咽干者，配生地黄、麦冬、地骨皮主治应用。

的确，以糯稻根为主药治肝炎者，至今知之者鲜。

◎**糯稻根汤**

组成：糯稻根（糯稻茎亦可）60克。

用法：用清水煎半小时，取汁加入白糖少许，代饮料频服。

主治：适用于湿热型急性肝炎，症见低热畏寒，头重眩晕，口干苦或渴，心烦不宁，食欲减退，或恶心呕吐，肢体倦怠，肝区疼痛不适；巩膜和皮肤出现黄疸，鲜明如橘子色，尿色加深如浓茶，大便泻或秘，舌质红，苔黄腻，脉洪滑或弦实。

名老中医龚志贤曾讲述了这样一个临床经历：1969年10月，龚老参加巡回医疗去涪陵地区武隆县文复公社。该公社地处高山区，是缺医少药的地方。当时，第五生产大队社员肖某，全家三个孩子均染急性黄疸型传染性肝炎，巩膜和皮肤鲜黄如橘子色，尿色深黄，胃纳不佳，脉弦数，舌苔黄腻。肝能触及，有明显触痛和叩痛。但山区缺乏化验检查，服中药经济条件不具备，此时已是秋收之后，糯稻根须也找不到，只有用干糯稻茎，每人每日60克，煎水兑入白糖少许，作饮料频服，连服10日黄疸消失，守方20日，肝不能触及，再服半个月后停药，以后未复发。可见，糯稻根可治肝炎诚为不谬。

接下来我们再讲一个糯稻根配甘草治肝炎的偏方。

◎糯稻根甘草汤

组成：糯稻根450克，生甘草45克。

用法：水煎沸1小时，去渣，加白糖150克，苯甲酸2.5克，共制500毫升。成人每日100毫升，儿童60毫升，分2～3次服。同时口服复合维生素B每日6片，每日3次；维生素C每日0.3克。

主治：用于急性传染性肝炎、迁延性肝炎。

有人用此方治疗急性传染性肝炎440例，服药14～18日，近期治愈395例，好转27例，无效18例。吕广振主编的《中药学》中也记载："糯稻的茎叶可治传染性肝炎，亦可作预防用。"

熟悉肝炎这个病的人，大多知道肝炎可使转氨酶升高。病毒性肝炎是引起转氨酶增高最常见的疾病，各类急、慢性病毒性肝炎，均可使转氨酶明显升高。目前，各种保肝降酶药物种类繁多，而真正有效的保肝降酶药物却为数不多。即使那些疗效比较好的降酶西药，也往往在停药后出现转氨酶的"反弹"，"反弹"后的转氨酶水平可能超过治疗前。所以使用降酶药物的疗程大多强调在半年以上，即便是肝功能复常也要维持在最低水平的巩固治疗。不过，中医运用食疗方药降酶则大可不必担心"反弹"的现象发生，而且能增强某些西药的降酶效果，对于停药后巩固疗效也大有裨益。

我们在这里便介绍一种美食中的保肝降酶药——泥鳅。

我经多年的临床经验体会到，用泥鳅粉治肝炎效果十分满意。我给大家讲一个典型病例：老王今年57岁，年轻时当过乡镇办公室主任，从那时起就在接待陪酒中不知不觉养成了嗜酒的不良习惯，如今他已是县城里的一名正科级干部，他说自己喝了30多年酒，每天的饮酒量不下八两。前年，有一次单位组织全体职员体检，这一查可就查出了不小的问题——脂肪肝；谷丙转氨酶、谷草转氨酶升高，谷酰转肽酶升高，被诊断为"酒精性肝炎"。我们是熟人，他找我的目的无外乎想要求助于中医药治疗。诊察所见：患者形体消瘦，面色萎黄，晦中夹红，精神萎靡，舌嫩红、苔白腻微黄，脉细数。据老王自己说，近几年经常手不由自主地发抖，睡醒前常头面烘然汗出，而且人总是有种非常疲乏、昏昏欲睡的感觉；在酒席上虽荤食几乎很少问津，偶尔还有一种厌恶感，但酒却一杯不让，以致有今日之见证。综合分析，知其肝阴大伤，湿热浊滞内蕴。我深知酒精肝非一日之所积，养肝阴恐使湿浊遏郁，化浊滞亦虑伤及肝阴。沉思良久，蓦然有悟：用泥鳅食疗既养肝阴，益中气，健脾胃，利湿浊，岂不是两全之策吗？于是，我告诫他立即戒酒，同时以泥鳅食疗调治，其法如下。

◎ 泥鳅粉

组成：活泥鳅 2000 克。

用法：先把活泥鳅放清水中养 1 日，使其排净肠内废物，次日再把它放干燥箱内烘干或焙干，研末装瓶，备用。

用法：每日 3 次，每次 10 克，温开水送服。15 日为 1 个疗程，最多不超过 4 个疗程。

功效：温中益气，解毒降酶。适用于肝炎患者黄疸及转氨酶升高者。

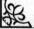

◎ 糯稻根煲泥鳅

组成：糯稻根 60 ～ 90 克，泥鳅 90 ～ 120 克，生姜 2 ～ 3 片。

用法：糯稻根用清水反复洗净；用热水把泥鳅洗去黏液，剖腹去肠脏，用文火煎至金黄色；以上诸料与生姜一起放进瓦煲内，加入清水 1500 毫升（约 6 碗水量），武火煲沸后，改用文火煲至 2 ～ 3 碗水量，调入适量食盐和少许生油便可。饮汤食鱼，每日 1 剂。

功效：补中益气，养阴保肝。适用于各种慢性肝病的调治。

老王依我所嘱，食疗谨养月余，肝功能恢复正常。继后，常服泥鳅粉，又以泥鳅炖豆腐为每日佐餐之肴，如此调理 1 年有余，诸症悉除。

◎泥鳅炖豆腐

组成：泥鳅500克，豆腐250克。

用法：泥鳅去鳃、肠、内脏，洗净，放锅中，加食盐少许，水适量，
　　　清炖至五成熟，加入豆腐，再炖至鱼熟烂，酌加调味品即可。
　　　吃鱼和豆腐，喝汤。每日1剂，分2次服。

功效：清热利湿，降酶退黄，益气和中。可辅助治疗黄疸型肝炎之
　　　有湿热见症，黄疸、转氨酶升高者。

　　泥鳅甘平，补中气，祛湿邪，疗黄疸，而且具有很好的补虚作用，肝炎患者食用后能够缓解乏力的症状；豆腐甘凉，清热解毒，益气和中，同样是一种营养丰富但是对肝脏不构成负担的食物，对于患者的调养非常有好处。泥鳅配豆腐可共奏清热利湿，益气和中之功，可配合治疗黄疸型肝炎之有湿热见症者。

　　"天上有斑鸠，河里有泥鳅"，泥鳅被誉为"水中人参"。中医学认为，泥鳅属于药用鱼类，它味甘、性平，入脾、肝、肾三经，具有补中气、助肾阳、祛湿邪、益精血等功效，可用于脾胃虚弱、肾虚、皮肤瘙痒、水肿、黄疸、痔疾等的治疗，具有极高的药用价值。

　　泥鳅鱼肉质细嫩，味道鲜美，营养价值高，有强身治病，防止衰老和美容作用。现代营养学研究表明，泥鳅含有丰富的营养成分，每100克泥鳅肉中蛋白质含量高达20克左右，其所含的维生素B_1比鲫鱼、黄鱼、虾高出3～4倍，而维生素A、维生素C的含量也比其他鱼类要高。泥鳅对于肝炎患者的康复也有益处，若饮食中蛋白质供给不足，可引起血浆蛋白下降。优质蛋白

质供给充足，可提高酶的活力，改善机体免疫功能，增加肝糖原贮存，改善肝细胞脂肪变性，有利于肝细胞修复和肝功能的恢复，尤其是有良好的降酶功效。用泥鳅治肝病，下列一则食疗方还可供选用。

◎土茯苓泥鳅汤

组成：泥鳅 150 克，茵陈 30 克，土茯苓 30 克。

用法：加水适量炖 1～3 小时，汤好后加入适量调味品即可。饮汤食泥鳅，每日 1 剂。

功效：祛湿解毒，退黄，降酶。适用于急、慢性肝炎黄疸，转氨酶上升等患者。

方中泥鳅民间习用于急慢性肝炎黄疸，转氨酶上升，肝脾大，土茯苓、茵陈祛湿解毒退黄，对降酶、保肝护肝、抑制乙肝病毒都有不错的疗效。

 温馨提示

肝病患者饮食结构要合理

合理膳食，均衡营养，荤素搭配，防止偏食——这一点非常重要。肝病患者每日要摄取足量的维生素、脂肪、碳水化合物、蛋白质。一日三餐要合理搭配，荤素相间，尽可能少食辛辣等刺激性较强的食物，避免养成偏食的不良习惯。每天坚持喝1杯牛奶，吃1个鸡蛋，60～90克精瘦肉（猪、牛、羊、鸡、鱼肉均可），1块豆腐，每日2种蔬菜（扁豆、菠菜、油菜、芹菜、黄瓜、香菇、木耳等任选）交换搭配，吃2个水果（苹果、梨、桃、香蕉等种类不限）。尽可能避免食用麻辣火锅、海鲜发物、油炸油煎、动物内脏等不易消化的食品。同时，要禁酒戒烟。

中医学认为，酸入肝，肝病患者在饮食上宜适当进食一些酸性的蔬菜和水果，如山楂、杏肉、酸枣、西红柿等。另外，香菇、木耳等食用菌含有较为丰富的多糖类物质，对于加强肝病患者机体免疫功能十分有益。绿色食品是保肝养肝的最佳选择，对于新鲜的蔬菜，患者既可以生食，也可以煮汤，每日交换食用。

"药食同源"，这句话对乙肝也不例外。患乙肝的朋友们不仅要接受治疗，更要从饮食等各方面进行调理，才能双管齐下，达到理想的效果。

治疗痔疾中药"唱主角"，内服外用民间有奇方

症　状　便血，肿块，肛门坠胀疼痛
老偏方　苦参煮鸡蛋；地龙荞麦饺子汤；鱼腥草汤

痔，俗称"痔疾"。在我国，痔是最常见的肛肠疾病，素有"十男九痔""十女十痔"的说法。据资料显示，痔疾占肛肠疾病总发病率的87.25%，随着年龄的增长发病率增高。痔疾一般分为内痔、外痔和混合痔三种。其中，外痔或肛裂较多用软膏，可以直接涂抹于局部患处，起到缓解症状的治疗目的。对症状较轻的Ⅰ度、Ⅱ度非手术治疗期的痔疾，可选择药物保守治疗。

治疗痔疾仍以中药"唱主角"。内服中成药大都具有清热解毒，凉血止痛，疏风润燥的功效。成药应辨证选用，如地榆槐角丸、槐角丸、化痔丸和脏连丸等多用于大便干燥、出血，内痔脱出，红肿疼痛、具有炎症的患者；而痔疾片，侧重于清热泻火，像一些口苦、大便秘结的患者可以选用。痔疾的治疗，除常规运用中成药外，正确应用民间偏方往往有事半功倍的独特疗效。

我的朋友老刘是西医内科医生，虽然从医，但痔疾缠身，自不能救。所谓"医不自医"，正应在我的这位朋友身上。后来，老刘经一患者家属介绍一偏方，使用后药到病除。这个偏方非常简单，就是取苦参煮鸡蛋的食疗方。

◎苦参煮鸡蛋

组成：苦参 30～60 克，鸡蛋 2 个，红糖 60 克。

用法：先将苦参煎浓汁去其药渣，再放入鸡蛋和红糖，用文火煮 20 分钟。取出鸡蛋滤出药渣，待药稍温时鸡蛋带汤一起服，每日 1 次。最好晚间用。服药后可用温热水坐浴肛门处，疗效更佳。4 日为 1 个疗程。轻者只需 1 个疗程，重者 2～3 个疗程可愈或明显好转。

我的一位朋友坚持吃苦参煮鸡蛋 1 周，服药治疗过程中配合温热水坐浴肛门处，用药 2 个疗程就彻底痊愈了，可谓功效不凡。

1976 年，我还在大队的合作医疗室当"赤脚医生"。当时农村仍"缺医少药"，医生治病提倡"一根针""一把草"。我们所属某小队的农民老丁，因 3 年来大便经常出血，经县人民医院诊为内外混合痔，服药治疗多次无效。当时的农村经济条件并不好，他就没有接受县医院让他手术治疗的要求。我在医疗室为他检查发现，肛管有肿大增厚而不出血的老痔和不甚肿大而易出血的新痔核环绕肛管形成一圈，肛门外皮肤黏膜交界处已形成一个"皮赘"。考虑其为内外混合痔，患者本人又不愿去上级医院治疗。即予以上简便方治疗，用药 1 个疗程后大便无出血现象。继服 2 个疗程后，再次复查肛门内外痔点均已萎缩而愈。随后 2 年追访中未见复发。

这是一则民间验方。方中取苦参清下注之湿热，活血祛瘀止痛；鸡蛋味甘、性平，能滋阴润燥，养血；红糖味甘、性温，能补中缓急，和血行瘀，且其味甘能掩苦参之苦味，性温能制苦参之苦寒之性。诸药合用，确属对症良方。

"良药苦口利于病"，苦参煮鸡蛋服用起来还是有那么一点苦。不过，下面一则小偏方那可就称得上是不"苦口"的美食良药了！

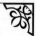

◎地龙荞麦饺子汤

组成：地龙（蚯蚓）15克。

用法：放在瓦上焙成黄黑色，研成细末。荞麦面100克，用清水调匀，做成饺子皮，然后放入地龙末包成7～10个饺子，用瓦煲煮熟，一次吃完，每日1剂。轻者1剂，重者2～3剂可愈。服用期间忌酒和辛辣食物。

这则食疗方中的地龙即蚯蚓，俗称曲蟮，中药称地龙。地龙性寒味咸，功能清热、平肝、止喘、通络。用地龙治痔疾古代医家多有经验效方收录。清代《益世经验良方》载：用大蚯蚓七条，捣烂，将鸡蛋2个，同蚯蚓打匀，麻油煎热，空肚，酒送下。《太医院秘藏膏丹丸散方剂》是一部清代太医院内的处方集，书中载有"治痔疾神方"：地龙，用阴阳瓦焙黄干，研细末，每用三钱，用黄酒下。近代陈存仁、余符初主编的《痔漏肠腹肛门各病验方》中也有用地龙配蝌蚪焙研吞服治疗痔疾的验方。方中荞麦味甘、平，性凉。能健脾除湿，消积降气；又可杀菌消炎，有"消炎粮食"的美称。地龙配荞麦制成饺子食用，别出心裁，既治痔疾，又有一定的医疗保健作用。经我们在临床上验证，用此方治疗痔疾疗效较好，且取材制作方便，便于推广应用，值得仿效。

对于痔疾的治疗，内外兼治疗效更佳。为此，我们向大家介绍几则应用鱼腥草内服与煎汤熏洗方。

◎鱼腥草汤

组成：鱼腥草 100 克，白酒 30 毫升。

用法：将鱼腥草加水煎汤，药汁滤出后兑入白酒，分 2 次服，连进
3 剂。其渣再加水煎取液熏洗。据《滇南本草》称：用此方后
"有脓者溃，无脓者自消"。

曾治农民刘某，男，43 岁。4 日前因饮酒过量，内痔脱出不能回纳，肛门坠胀疼痛较显，经用青霉素等抗菌消炎药治疗 2 日效果不佳。患者表现为肛门坠胀疼痛剧烈、呻吟不已，坐卧不安，检查肛缘全部水肿、肛管外翻，触痛较显，肛门部截石位 3、6、9 点处脱出的内痔肿大痔块，内瘀血明显诊为内痔嵌顿，用鱼腥草治疗 2 日后，肿痛明显减轻，4 日后肿痛均消，复查肛缘水肿全部消退脱出，内痔已回纳。

临床有报道，用鱼腥草治痔疾、肛门瘙痒 40 余例，效果极佳，一般 2～3 日即可使痛止肿消而获效。配制用法：干鱼腥草 100 克（鲜者 250 克）。上药水煎后，倒入痰盂内，患者坐置于上，先用蒸汽熏，待蒸汽变少水温接近体温时，再用纱布洗患处，每日 2～3 次。

◎鱼腥草熏洗方

组成：鲜鱼腥草 100～150 克，酢浆草 25～50 克，水煎开
20～30 分钟。

用法：将草药和药液倒入清洁的搪瓷盆内，先用旧衣服或布围住臀部，把盆放在肛门下，用热气熏蒸。等水温降到能承受时，用毛巾蘸药液洗肛门。每日1次，一般连续熏洗3次即能见效，重者可多熏洗几次。

周先生40岁时患有痔疾，每逢排硬便时就会鲜血淋漓，痛苦不堪，久治不愈。后采用鱼腥草和酢浆草煎汤熏洗，痔疾痊愈，直到现在他已70多岁，痔疾没有复发过。周老说曾将此法告诉几位朋友试用，均有显著疗效。

鱼腥草，又名蕺菜，医食俱佳。其性微寒，味苦。能清热解毒，排脓消痈，利尿通淋。《本草纲目》说它能"散热毒痈肿，（治）疮痔脱肛"。药理学研究证实鱼腥草具有广谱抗菌作用。酢浆草为酢浆草科植物酢浆草的全草。性味酸、寒，能清热利湿，凉血散瘀，消肿解毒。《本草纲目》早有"煎汤洗痔痛脱肛"的记载。《濒湖集简方》又载：用酢浆草、马齿苋各60～120克，煎汤熏洗，每日2次，治痔疾肛门肿痛。可见，此二药皆为治痔良药。

此外，治疗痔疾，还有下列内治、外用小偏方可以选用。

◎治痔茶

组成：生地黄30克，地榆15克，火麻仁10克，白芍15克，生大黄5克。

用法：上药加600毫升开水冲泡1～2小时即可服用。每日1剂，

　　　　3剂为1个疗程。一般服此药1～3剂后，大便变软，痛锐

　　　　减，便血减少，特别适宜于内痔患者。

◎蒲公英地榆散

组成：蒲公英、地榆各30克。

用法：焙干研末，用生姜3片，大枣5枚煎汤送服，每次6克，每

　　　　日3次。用于痔疾肿痛，大便出血。

◎硝艾莲蓬煎治痔疾

组成：皮硝30克，艾叶30克，莲蓬壳4只。

用法：上药加水2000毫升煮沸后倒入盆内，先熏后洗，每日2次，

　　　　每剂药液可反复使用2日，连续熏洗数日，治疗内外痔。

◎硝矾洗液治痔疾

组成：芒硝150克，明矾15克。

用法：将上药打碎置盆中，开水2000毫升冲化后，坐盆上，用热

　　　　气熏蒸肛门，待水温渐降，先洗涤患处，再坐浴，至水凉为

　　　　止，每日坐浴2～3次，治疗外痔。

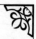

◎芒硝冰硼散

组成：冰片 10 克，芒硝 30 克，硼砂 10 克，明矾 15 克。

用法：共研细末，加温开水 1500 毫升，坐浴，每次 30 分钟，每日
2 次，每次 1 剂。对痔疾发炎疼痛者疗效显著。

 温馨提示

重视调护助康复

痔疾的治疗首先要保持大便通畅，进食易消化、少含渣滓的食物。饮食应粗细搭配，少饮浓茶、咖啡、酒类及少进辛辣食物，以减少对肛管的刺激。便后要温水坐浴，局部除常规应用治疗痔疾的栓剂或膏剂外，不妨试用这里介绍的外用偏方。

提醒注意的是，口服类痔疾药大都具有清热泻火的作用，药性苦寒，因此脾胃虚弱者和孕妇、儿童最好不要用。患有痔疾的孕妇不要用含有麝香的药物进行治疗，因为对胎儿的发育不利，严重者甚至可引起流产。痔疾伴有糖尿病的患者最好外用抗生素药栓。

吃核桃排尿结石，偏方治病好神奇

症　状　小便淋漓艰涩，夹砂带石，或血尿
老偏方　核桃膏；核桃内金蜜膏

尿路结石（包括肾结石、输尿管结石、膀胱结石）是泌尿系统的常见病之一，属中医学中的"石淋""砂淋"范畴。结石可发生于尿路的各个部位，但多数原发于肾和膀胱。临床表现有疼痛、尿血，并可引起尿路感染，后期还可能发生肾功能不全。

小张去年起肾绞痛反复发作多次，B超探得结石致肾积水。医生配的中成药吃了很多，如金钱草颗粒、肾石通冲剂等，水也喝了不少，治了近半年可就是没效果，他说再也不想吃药了。我说吃中药不方便，你就每天吃几个核桃试试，另外到药店买点金钱草，每日30克煎水代茶饮。患者虽然吃的时候怀疑其效果，但因为方便，便抱着姑且一试的心态如法食疗。他连续吃了15日，奇迹竟然发生了：那天上午，小张小便时稍感梗阻，随着"哒"的一声，一个黑黝黝饭粒大小的东西冲了出来，他一阵狂喜，发现是结石排出来了。他马上把这个消息告诉了我，连连称赞："太神奇了！"

用核桃排尿结石也不是什么新发明，而是老祖宗留下的老偏方。早在唐代问世的《海上集验方》就有核桃治石淋的记载："胡桃肉一升，细米煮浆粥一升，相和顿服。"近代，中医学家黄文东教授主编的《实用中医内科学》中也有生吃核桃肉防治结石的记载，并认为其机制是酸化尿液以调节酸碱值，

使磷酸镁铵结石、草酸钙结石等在酸性环境中无以生存。我有一位朋友冬令进补，吃核桃肉以补肾，结果小便排出砂石带血，他惊恐地来咨询。我笑着告诉他："不必担忧，你患的是尿结石，因无症状而不自知，服核桃后，结石排出，实乃可喜可贺之事！"我在临床上经常让结石患者每日以金钱草30克煎汤代茶（金钱草能抑制24小时尿草酸晶体的生长和聚集，具有防止含钙结石形成的作用，并能酸化尿液，使结石易于溶解），每日吃4～5枚生核桃肉，1个月为1个疗程。每年都有人因此而避免了手术或超声波碎石之苦。近年来，济宁市中医院、诸阳中医院、修武县中医院都有应用核桃配合其他中药治疗泌尿结石的报道，三个医院共治疗197例，有效率在90%左右。用核桃治疗尿结石的食疗方颇多，首先介绍一则"核桃膏"方。

◎核桃膏

组成：核桃仁120克。

用法：用食油炸酥，加糖适量混合研磨，使成乳剂或膏状，于1～2日内分次服完（儿童酌减），连续服至结石排出、症状消失为止。

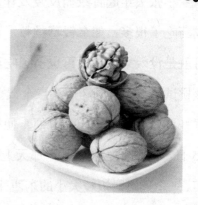

这个方剂来源于1986年6月出版的《中药大辞典》。《国家药典中药实用手册》亦载：核桃仁"治肾虚并湿热下结之石淋尿短，淋漓涩痛"。据临床观察，对于泌尿系各部之结石，一般在服药后数小时即能一次或多次排石，结石较服药前缩小、变软，或分解于尿液中而使尿成乳白色。因此，认为本品可能有溶石作用。另外也有文献认为，核桃肉中含有丙酮酸，能阻止黏蛋白和钙离子结合，从而阻止了结石形成。我们的体会是，服核桃膏时配合服用金钱草茶则疗效更佳。接着介绍另一个核桃配鸡内金的膏方。

◎**核桃内金蜜膏**

组　成：核桃仁500克，炮鸡内金250克（或干品50克），蜂蜜500克。

用　法：将核桃仁研碎。生鸡内金，洗净，晒干，研末。混合后加入蜂蜜，充分搅拌均匀，入瓷容器中备用。每次服用以上配方2汤匙（约30克），温开水送服，早晚各1次。

适应证：①结石较小（直径小于0.8厘米），且形状规则，表面光滑者；

②泌尿道无明显畸形、狭窄和感染者；

③肾功能尚好者。

服用此方时，患者要同时多饮水，每天维持尿量在2000～3000毫升，必要时可适当口服利尿药。如伴有泌尿系感染，可加用抗生素。每次服药后患者可做适度的跳跃运动或上下楼梯，或者拍击腰部，以利于结石排出。连续服用2周为1个疗程，可连用2～3个疗程，每个疗程间隔1周。

方中核桃性温，味甘，入肾、肺经，具有补肾固精、润肺止咳等功效。清代名医张锡纯认为，核桃能消坚开瘀，治疗石淋、砂淋堵塞作痛，小便不利，而《本草纲目》中也有"石淋用胡桃肉煮粥多食甚效"的记载。药理学研究表明，核桃仁中含有的丙酮酸能促进泌尿系结石和胆管结石的溶解、消退和排泄。故核桃当是方中排石之主药。鸡内金性平，味甘，归脾、胃、小肠、膀胱经，长于健脾消积、通淋化石。《医林集要》中记有用此单味药治小便淋漓，痛不可忍。临床证明，鸡内金通淋化石以生用为好，炒制后则健脾消积作用较强。蜂蜜性味甘、平，主要有清热、解毒、润燥、止痛的功效，一则通润窍道，二则缓急止痛，方中能起辅助治疗作用。三味合用，具有化坚消石之功，对促进结石排出、消除尿路炎症、解除肾绞痛均有良好的效果。此方适用于尿路结石较小的患者。

曾有一位郭姓女士，时年 53 岁。因突发肾区绞痛伴呕吐就诊。经查：尿检红细胞、白细胞各（++），X 线片发现右输尿管下段有 0.3 厘米 × 0.4 厘米大小结石阴影，经多方治疗肾区绞痛变为持续隐痛，呕吐缓解。予服以上膏方半个月，腰痛缓解，胃口大开，摄片示结石已下移至膀胱右下方。再服至第 17 日，突感尿道不适，继而重坠，随尿排出绿豆大灰黑色结石 1 枚，欣然告愈。

此外，民间还流传着二则用核桃治疗尿结石的简便偏方，兹录之于后。

◎**核桃茶**

组成：核桃肉、白糖各 90 克。

用法：先将核桃肉磨成粉，越细腻越好，放在容器中，加入适量水调成浆状。铝锅内放水 1 大碗，加入白糖，置火上烧至糖溶于水，放入核桃肉浆拌匀，烧至微滚即成。代茶饮，每日 1 剂。

功效：可排出结石。用于治疗各种尿路结石。

◎ **核桃粥**

组成：核桃仁100克，大米100克，冰糖30克。

用法：将大米淘洗干净，核桃去壳留仁，放入米锅内，加水500毫升，冰糖打碎，放入锅内。把锅置武火上烧沸，用文火煮30分钟成粥即可。每日3次，当主食。

功效：补肺肾，排结石。

其实，排石仅是核桃的"副业"，核桃的主要功能是补肾益精，温肺定喘，润肠通便。能治疗肾虚咳嗽，腰痛脚软，大便秘结。为滋补肝肾、强健筋骨之要药，在其他的偏方中我们还有更多述及。

 温馨提示

治疗肾结石要多饮水，注意饮食禁忌

首先，患者服排石药时应注意多饮水，勤活动。服药期间应大量饮水，每日2000～3000毫升，尽可能使尿量达到每日2000毫升以上。这样可稀释尿液，减少尿盐沉淀，有利于结石排出。要鼓励自己多跳、多跑，常做体操，促使结石移动、下降，以利其自行排出。

再者，治疗期间不可忽视饮食宜忌。尿结石患者的饮食倾向于低动物蛋白、高维生素的素食。对结石合并痛风者应限制肉类，忌食动物内脏，每日蛋白质摄入量以不超过90克为宜；少食菠菜、香菇、菜花，多进食水果。尿液的碱化在尿酸结石的预防和治疗中有重要意义，故宜选食碱性蔬菜和水果，使尿液pH保持在6.2～6.5。

高钙尿性结石用低钙食物作为预防和治疗方法，可降低发病率和防止复发。据报道，每日服用10～24克脱脂米糠，连服4周至2个月，并把钙摄入量限制在每天700毫克以内，可利用米糠中含植酸的磷酸盐与钙相结合，使钙的摄入减少。

草酸结石发病率占尿石症中的绝大多数，要求限制摄入高草酸、高乙醇酸及高钙食物。如菠菜、土豆、甜菜、芦笋、油菜、榨菜、雪里蕻、榛子、李子、草莓、橘子、胡萝卜、豆角、芹菜、黄瓜、巧克力、浓茶（红茶）、海带、虾米、带鱼、糖等是高草酸食物，青葡萄、酸橙、香菇、甜菜、核桃、菠菜、梨、西红柿、白薯等是高乙醇酸食物，奶粉是高钙食物。上述所列食物众多，虽非严格禁忌，但在发病时及治疗期间，当以适度限制摄入量为好。

前列腺增生尿不畅，三七"通关"来帮忙

症　状　排尿不畅，尿流变细、滴沥，甚至排尿困难

老偏方　三七粉；三七洋参散

项楠先生今年59岁，是一名教师。5年前，项老师在体检时被查出患有轻度的前列腺增生。当时他并没有出现明显的症状，因此没有太在意。近几年来，随着年龄的增长，他逐渐出现了尿频尿急、小便不畅、小便分叉、淋漓不尽等症状，而且这些症状越来越严重。每天晚上几乎每隔2个小时就要起床小便1次，睡眠质量受到很大的影响，十分痛苦。在冬天，他还常会因起夜时受寒而患上感冒。

为此，他服用了3个多月的前列康（普乐安片）。在服药后病情虽有所缓解，但停药后病情又加重了。在一次闲聊中，有位当医生的朋友告诉他，服用三七粉可有效地治疗前列腺增生。

◎三七粉

组成：三七适量。

用法：将三七研为细末，每次3～6克，每日2～3次，温水送服。

项老师抱着试一试的心态，开始服用三七粉进行治疗。先是取来三七1000克，用中药粉碎机将其碾成粉末。每天用温开水冲服10克的三七粉，在饭后分3次服下。连续用药1个月后，他就感觉小便不畅、尿频等症状明显地减轻了。此后，他减少了三七粉的用量（每天仅服6克），又连续用药1个月才停药。现在，他尿频、尿急的症状已经消失，小便也畅通了，晚上每隔6个小时才小便1次。停药一段时间后，他的病情也没有出现反弹。

前列腺增生又称前列腺肥大，是老年男性的常见病之一，发病率高达85%。患者一般表现为排尿费力、排尿等待、尿频、尿流变细而无力、排尿中断、尿后呈滴沥等症状。本病属中医学"淋证""癃闭"范畴。三七具有止血散瘀、消肿定痛的功效，能治各种出血、新旧血瘀之证。临床研究发现，三七对下焦瘀阻型前列腺增生有很好的疗效。此型前列腺增生患者可表现为尿急尿频、尿道涩痛、会阴憋胀、舌质紫暗或有瘀斑、脉细涩等。三七的作用在于使瘀血、肿结消散，如此则水道自通，小便自利。三七没有明显的副作用，临床应用发现，服用中药三七粉，对缓解前列腺增生的症状效果显著。有人用此法（每次服用三七粉6克，温开水冲服，每日服2次，饭后服。或者每次服3克，每日服3次）治疗前列腺增生患者26例，结果痊愈12例，好转11例，无效3例，总有效率为88.5%。

去年，一位陈姓72岁的老先生找我看病，他患有前列腺增生，由于胃肠功能不好，又有冠心病病史，不想长期服用西药治疗，担心药物有副作用，希望我给他介绍一个能缓解前列腺增生的偏方。考虑到陈老是高龄老人，而且有气阴两虚、气虚挟瘀的症状，我给他用了三七配西洋参的散剂，同时，嘱其坚持做恒温坐浴。恒温坐浴的方法是：以恒温浴盆，每日坐浴2次，水温以45.4℃为宜，每次20分钟，20日为1个疗程。

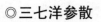

◎**三七洋参散**

组成：田三七 30 克，西洋参 30 克。

用法：分别研粉混匀，贮瓶备用。每次口服 2 克，每日 2 次，温开水冲服，15 日为 1 个疗程。一般治疗 2～3 个疗程即可痊愈；病程较长者，小便点滴而出者，每日服 6 克，分 2 次服用。

注意：治疗期间患者应忌食辛辣等刺激性强的食物，并尽量避免久坐、憋尿。

　　陈先生按嘱服用 1 个月后，尿频、尿急的症状逐渐消失，小便也畅通了，而且冠心病引起的经常性心前区疼痛也没有再发作。这个方剂中田三七为散瘀消肿之要药，且能止血定痛，西洋参有补气生津、养心益肺、清热除烦之效。二药合用，既能活血祛瘀，又可滋阴益气，祛邪兼顾扶正，能减轻或消除前列腺增生引起的各种症状，尤其对心肺阴虚型（或阴虚火旺型）患者效果较佳。心肺阴虚的主要表现为口渴咽干、烦闷气短、便秘、心悸健忘、失眠多梦、舌红少苔等。另外，此方对冠心病、心绞痛也有一定防治效果。我们通过临床观察，前列腺增生患者配合恒温热水坐浴，可以提高局部组织和肌肉的血液循环，提高局部组织的代谢率，使血管通透性增强，缓解痉挛和疼痛，对于前列腺增生、慢性前列腺炎患者最常见的前列腺痛疗效显著，总有效率可达 88% 以上。

　　下列几个小偏方对前列腺增生患者小便淋涩，排尿不畅等症状也有缓解作用，可酌情选择应用。

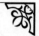

◎参芪冬瓜汤

组成：党参 15 克，黄芪 20 克，冬瓜 50 克，味精、香油、盐各适量。

用法：将党参、黄芪置于砂锅内加水煎 15 分钟去渣留汁，趁热加入冬瓜至熟，再加调料即成，佐餐用。

功效：有健脾益气，升阳利尿之功效。

◎桂浆粥

组成：肉桂 5 克，车前草 30 克，粳米 50 克。

用法：先煎肉桂、车前草，去渣取汁，再加入粳米，煮熟后加适量红糖，空腹服。

功效：温阳利水。

◎杏梨石韦饮

组成：苦杏仁 10 克，石韦 12 克，车前草 15 克，鸭梨 1 个（100～150 克），冰糖少许。

用法：将杏仁去皮捣碎，鸭梨去核切块，与石韦、车前草加水同煮，熟后加冰糖，代茶饮。

功效：有泻肺火，利水道功效。

◎利尿黄瓜汤

组成：黄瓜 1 个，瞿麦 10 克，味精、盐、香油各适量。

用法：先煎瞿麦，去渣取汁，再重煮沸后加入黄瓜片，再加调料，
　　　待温食用。

功效：清湿热，利水道。

◎琥珀散

组成：琥珀 10 克。

用法：将琥珀研为细末，早晚各服 5 克，温开水送服。每日 1 剂，
　　　7 日为 1 个疗程。

　　曾治一杨姓患者，35 岁。半年来小便淋漓，小腹胀痛连及会阴，经肛门指检诊为前列腺增生。予琥珀 70 克，服 1 个疗程后症状减轻；再予 70 克，服完第 2 个疗程后小便通畅，余症消失。

　　对于小便癃闭，急切不能通利的患者，可试着采用盐热敷法。

◎盐热敷法

方法一：食盐 250 克，置锅中炒热至 60 ~ 70℃，用布包裹，熨敷于小腹部，直至食盐冷却为止。

方法二：食盐 500 克，生葱 250 克切碎，与食盐同放锅内炒热后，用布包之，待热度适宜时，熨暖小腹部，冷则易之，热熨数次即可见效。这是取钠离子与挥发油能透肤通阳通便的功效，使小便通利。

 温馨提示

前列腺增生患者应加强自我调护

前列腺增生患者病程较长，而且不易很快治愈，影响生活质量，长时间可引起心情忧郁或性格改变。作为患者本身，首要问题是消除紧张心理，其次饮食起居要有规律，如吸烟、饮酒、久坐、劳累和进食辛辣、高脂肪食物等，可使前列腺瘀血加重，应予避免。故作息要有规律，不过劳，不久坐，不受凉，多吃新鲜蔬菜和水果。前列腺增生的患者，平时应注意保持会阴部清洁，不要憋尿，即如有尿意应及时排尿。憋尿会造成膀胱过度充盈，使膀胱逼尿肌张力减弱，导致排尿困难，容易引起急性尿潴留。

尿频尿急夜尿多，巧用偏方乐病瘥

症　状　尿频急，夜尿多，尿不尽

老偏方　杜仲酒；鸡肠散

夜尿多的现象在老年人中非常普遍。此外，尿频且量多（非大量饮水而引起），每日尿量超过 2500 毫升的多尿现象，在中老年人群中也比较多见。中医学认为，夜间多尿为肾气不足所致，多见于肾虚之人及老年人；多尿则系气虚、阳虚不能固摄所致，肾和脾为关键所在。通过中医辨证调治，常可取得良好的效果。

张老是一名退休教师，患有尿急、尿频，以前用过玉米须煮汤饮服的偏方，效果不错。去年冬天，他不但尿频、尿急，而且夜间小便次数特别多，正如俗话所说的"被窝暖'粒粒'，整晚见尿急"，着实令人烦恼。可是，这大冬天里，哪里找得到玉米须呢？于是，他到我处寻求偏方治疗。我说，你过去用玉米须有效，是因为膀胱有湿热，玉米须能清热利尿故而有效。现如今你舌淡嫩而润、舌苔薄白，脉沉细，而且畏寒怕冷，腰酸肢软，此为肾阳虚肾气不固，应该用温补肾阳、固摄小便的治法。我知道张老一直好那"杯中物"，就告诉他一个用杜仲泡酒饮的偏方；另一个偏方则是用桑螵蛸煎汤送服鸡肠散。

◎**杜仲酒**

组成：杜仲 30 克，优质白酒 500 克。

用法：将杜仲放锅中微炒后，置酒中浸泡 24 小时以上即可。每次
30 克，每日 2 次，中、晚餐佐餐饮用。

◎鸡肠散

组成：雄鸡肠 6 具，桑螵蛸 12 克（此为 1 日量）。

用法：将雄鸡肠用醋或食盐洗净，焙干并研成细末备用。每次服鸡
肠散 9 克，每日 2 次，用桑螵蛸煎汤送服。

功效：此方补肾固遗作用较强。

主治：适用于肾阳气虚所致小便频数量多的中老年人。

张老师用药酒和鸡肠散后，效果非常好，用了 5 天后，每夜仅起床小便
一次。另外，喝了药酒后，腰膝痛的症状也得到了很大的缓解。

这二则偏方都是我们老祖宗传下来的，只是稍作化裁而已。

杜仲酒补肾益精气，肾气充则小便固摄可控。《神农本草经》里说，杜
仲治"腰膝痛，补中益精气，坚筋骨，强志，除阴下痒湿，小便余沥"，而
以酒浸则可助药力发挥，《本草纲目》说杜仲"以酒行之，则为效容易矣"。
因此，杜仲药酒对尿频腰痛有很好的疗效。

鸡肠散中鸡肠能温肾固涩，治小便频、夜尿多及遗尿症均有良效。《食
医心镜》用其"治小便数，虚冷"，《太平圣惠方》用鸡肠散"治遗尿不禁"。
近代还有研究认为，鸡肠有利于控制炎症，帮助泌尿道上皮细胞的修复。以
桑螵蛸煎汤送服，则更益其固肾缩尿之力。

中医学认为，肾主藏精、主水、主纳气，开窍于耳及前后二阴，能升清降浊，
是人体的"大闸门"，与膀胱这个"小闸门"共同协调水液代谢平衡。众所周知，

健康的身体，白天的尿量应比晚上尿量多，尤其晚上睡眠之后，一般情况都不必起床小便。老年男性一般会有一定程度的前列腺增生，老年女性膀胱的肌肉和韧带多数会变得松弛软弱。正是因为人到老年肾中精气渐亏，对人体内大小"闸门"往往缺乏管控能力。如果夜尿频繁，而小便清长又无刺痛现象，就基本可以认为属肾气虚寒，膀胱失约，"闸门"开阖失司。我们的经验体会，正确施以偏方药膳治疗，大多数人可获得良好的疗效。

下面为大家介绍几则能补肾固精缩尿的食疗偏方。

◎**核桃益智山药汤**

组成：核桃肉 15 克，益智仁 12～15 克，怀山药 15～20 克。

用法：上 3 味加水煎，取汤饮之，每日 1 剂，分 2 次服用。

功效：补肾固小便。适用于肾阳虚小便频数、夜尿多者，尤其适用于老年人夜尿多的治疗。

◎**补骨脂鱼鳔汤**

组成：补骨脂 12～15 克，鱼鳔 15～20 克。

用法：上 2 味共煮汤，汤沸 50 分钟后加适量调味品，即可饮汤食鱼鳔。

功效：补肾益精气。适用于肾虚所致的夜尿多、遗尿、遗精等患者。

◎**龟肉鱼鳔汤**

组成：龟肉 100～150 克，鱼鳔 15～30 克。

用法：先将龟肉切块，与鱼鳔共煮，加少许食盐调味。

功效：补肾阴，益肾气。适用于老年人夜尿多及尿频的患者。肾气虚者及慢性肾炎患者亦可用此方调治。

◎山药益智五味汤

组成：炒山药24克，益智仁15克，五味子9克。

用法：3味共煎汤，取汤温服，每日1剂，早晚空腹服用。

功效：补肾健脾，收敛小便。适用于脾肾气虚所致的多尿患者。表现为尿频量多，气短乏力，语声低微，懒言，四肢无力，食欲缺乏，大便稀薄，腰膝酸软，夜间尿多，苔白质嫩。

◎龟肉炖小公鸡

组成：龟肉150克，小公鸡1只。

用法：将龟肉洗净切块，小公鸡去杂，洗净切块，2味共炖，加调味品适量，肉熟后即可食用。

功效：滋阴益肾。适用于肾气虚所致的多尿者，对老年人夜尿多者尤为适用。

◎三味茶

组成：龙眼肉15克，炒酸枣仁12克，芡实10克。

用法：加适量水煎汁，代茶饮。

功效：养血安神、益肾固精缩尿。可治老年人心阴虚损、心肾不交而致失眠、小便失禁。

此外，肾气虚的多尿患者（尤其是老年患者）平时还可坚持每天早晚各吃生栗子 1 ～ 2 枚，细嚼慢咽，也有调养之功。

温馨提示

做健身操有利于减轻或消除夜尿多的症状

尿频夜尿多的患者加强盆腔肌肉功能锻炼（分慢速收缩与快速收缩两种），是防治夜尿过多效果好且简便的方法。做慢速收缩时，开始用力收缩肛门及会阴部肌群持续3秒，再放松3秒，以后延长至10秒，每天做200次；快速收缩时，以尽可能的速度收缩肛门及会阴部肌群后立即放松，收缩与松弛交替进行，每天做100次。

此外，每天刺激对排尿异常有特效的中极穴，可使夜间排尿次数由多次逐渐减少。由肚脐往下触摸，从耻骨上缘到肚脐之间五等分，耻骨上缘起1/5处即为中极穴。以手掌轻轻按摩或指压该穴位。

夜尿频繁的老人，在饮食方面应慎用生冷寒凉滑利的果蔬，尤其是晚餐应当避免冬瓜、白菜、空心菜、丝瓜、节瓜、白菜干及其汤品，少吃易于惹湿或消食下气的白萝卜之类，少用雪梨、香蕉等果品。提醒担心多喝水夜尿多的老人，睡觉时人体会散发出大量的水分，而水分不足、血液黏稠是造成脑血栓的重要原因之一，因此不可过度节水，每次排尿后还要少量喝水，以补充水分。

令人尴尬的尿失禁，白芷白果灵验神通

症　状　尿失禁，排尿失去自我控制能力

老偏方　一味白芷饮；白果食疗方

我们在临床中注意到，老年人除了尿频、尿急、夜尿多比较多见外，尿失禁也属多发病症。尿失禁俗称"漏尿"，生活中不少老年人害怕大声笑、不敢用力咳嗽和蹦跳，其原因很简单——怕出现漏尿（尿液不自主地从尿道中流出）。老年人的这种难言之隐不仅会造成阴部瘙痒刺痛、浑身尿臊味儿等，而且引发膀胱癌、膀胱结石、肾积水合并感染造成尿毒症等的风险是正常人的3倍。但是，老年朋友发现尿失禁（漏尿）只要及早采取措施，是完全可以治愈或缓解的。

民间有一个用白芷煎汤治尿失禁的特效偏方，许多患者应用后都啧啧称奇。

黄老先生时年78岁高龄，患小便失禁症3年多，严重时整天提不上裤子，到严寒的冬天还不时地夹着个尿壶，痛苦极了。经苏州、上海等地多家大医院求名医专家诊治，不知花费了多少医药费，也未见效果。他自认为没指望了，有时甚至为此痛哭流涕。

偶尔一次，他的亲家公来看望他，道出了一位友人的偏方：中药白芷煎汤喝，能治尿失禁。他抱着试试看的心态，买了1元钱的白芷（10克左右），5次煎服，1天服完。哪知各大医院医生都束手无策的病症，竟神奇般地好了。

老人非常高兴,特地向自己信赖的虞大夫叙述此单方治好了他尿失禁的经过。后来，虞大夫在临床工作中又用此方治过多位小便失禁的老年人，证实中药白芷治疗老年人尿失禁效果确实不错。此方还被收载于《中国民间秘验偏方大成》一书中。

◎一味白芷饮

组成：白芷50克。

用法：分成5小包（每包10克），每日1包，加水煎汤喝，喝时适量加些糖。一般1～5日见效。

白芷本属辛温解表药,考诸家本草并未言及其有固肾缩尿之功。不过,《日华子诸家本草》说它能"补胎漏滑落""补新血"，表明白芷有"补"的作用，能补气血，进而补气固肾安胎。既然能固肾安胎，必当能固肾缩尿。又如《本草纲目》引《经验方》用白芷治"小便出血。白芷、当归等分，为末，米饮每服二钱"。方中当归养血活血，白芷在其中的作用当是收敛止血。这又从另一个侧面反映出：白芷能作用于肾与膀胱，具有某种收敛固涩的功效。"偏方治大病"，疗效才是生命力，这其中的奥秘当然还有待我们进一步探索。

一般尿失禁患者以老人居多，下面提供一个白果治疗尿失禁的偏方。一位热心老太太曾经告诉我，白果治疗尿失禁效果好，可以让患者大胆试用，而且没有副作用。这位老人10年前患尿频尿急，有时甚至尿失禁。这一病症一直困扰她2年多，她曾多次到本市几家医院看过，都未能根治。后来儿媳妇打听到一个偏方，就是吃白果瘦肉汤和白果煮鸡蛋。儿媳妇每天用这两个偏方交替着给公婆食疗，连续服药10天，真的把这一顽疾治好了。后来我推荐给多位老年人使用，确实效果不错。但也因人而异，一般都在10天之内解决问题，效果不佳的话可续服 10 天。

◎白果瘦肉汤

组成：白果 20 克，猪瘦肉 200 克。

用法：将白果壳敲开，剥去壳取仁，白果仁研成面，与猪瘦肉放在
一起加水煮，大约 20 分钟煮熟。食用时加少许盐调味。喝
汤吃肉。每日 1 次。

◎白果煮鸡蛋

组成：生白果仁 2～3 粒，鸡蛋 1 个。

用法：生白果仁研末，鸡蛋开一个小孔，将白果末塞入蛋中，以纸
糊封，放锅上煮熟；每日吃 1～2 个。

白果是银杏的果仁。味甘、苦、涩，性平，能止带缩尿。对于小儿遗尿，
老年人气虚小便频数、尿失禁、带下白浊，遗精不固等病证，均有治疗作用。
据《本草纲目》记载，白果"熟食温肺、益气、定喘嗽、缩小便、止白浊；
生食降痰、消毒杀虫"，治"小便频数"。《品汇精要》亦载："煨熟食之，
止小便频数。"清代张璐的《本经逢原》也说白果能治"慢性淋浊、遗精遗
尿等症"。西医学研究发现煨白果有收缩膀胱括约肌的作用。

希望孝顺的儿女们平时也关心下自己年迈的父母，有些老人碍于面子，
讳疾忌医，如果有这方面的问题可以给老人试用，解决他们的难言之隐。

下面再介绍几则民间治疗尿失禁的食疗偏方，正确选用可起到一定的辅
助治疗作用。

◎ **五味枸杞茶**

组成：枸杞子9克，葡萄干12克，杏干2枚，龙眼2枚，核桃仁2枚。

用法：将诸药放入茶杯中，沸水冲泡加盖，20分钟后即可代茶饮，反复冲泡后，将所有药品吃下，每日1剂。

◎ **猪肚五味汤**

组成：猪膀胱（俗称"猪小肚"）1个，补骨脂5克，五味子4克，熟肉豆蔻5克，山茱萸5克，益智仁5克。

用法：取猪膀胱洗净，将补骨脂、五味子、熟肉豆蔻、山茱萸、益智仁等共装入其内，扎紧口，加水1500毫升，煮沸1小时左右即可。食时去药渣，滤出汤汁，加少许盐调味，饭前饮服。切猪膀胱适当蘸调味品，佐餐食用，一次吃完。可每日服1剂，连用5日为1个疗程。

敷脐疗法简便易行、无任何副作用，也可采用。

◎ **胡椒粉敷肚脐法**

每晚睡前,用胡椒粉填满肚脐1/2,再以巴掌大小的脱敏胶布外贴、固定，第二天早晨除去，7日为1个疗程。一般1个疗程后，排尿控制能力明显加强，尿失禁现象大为减少。

◎葱姜硫黄糊敷脐法

取1寸长带须葱白根6根，硫黄15克，鲜生姜2片。共捣成糊状，睡前用绷带敷于肚脐眼上，次晨取下。治老人、小儿尿失禁均有效。轻者1次即愈，重症者3～4次可痊愈。

 温馨提示

缩尿操＋艾灸有助于康复

★缩尿操

缩尿操重点是锻炼盆底肌群力量。锻炼盆底肌群力量可增强控制排尿的能力。站立（女性下蹲），试做排尿动作，先慢慢收缩肛门，再收缩尿道，产生盆底肌上提的感觉，在肛门、尿道收缩时，大腿和腹部肌肉保持放松，每次缩紧不少于3秒，然后缓慢放松，每次10秒左右，连续10遍，每日练习5次。同时可训练间断排尿，即每次排尿时停时排，间断进行，可提高防止咳嗽、打喷嚏诱发尿失禁的能力。

★艾灸法

民间用艾灸神阙（肚脐正中）、关元（脐下3寸处）、中极（脐下4寸处）、涌泉（脚掌前1/3，屈足时，人字纹中央凹陷中）4个穴位的方法，治尿失禁效果较好。点燃艾条，分别在以上穴位距皮肤3厘米处灸烤，每穴灸5分钟，以感到灼热难忍为佳。每日1次，连续5～7日。如果尿失禁症状消失即可停灸。再次复发时，如法再灸1周。如此反复施灸，可很快控制病情。

肾炎水肿蛋白尿，黄芪黑豆妙方好

症　状　肾炎，水肿、蛋白尿长期不消
老偏方　黄芪粥；黑豆丸

肾炎因失治或治疗不当而转入慢性期后，水肿、蛋白尿长期得不到控制，甚至多年未愈。每当劳累或感冒后病势加重，容易导致尿毒症，虽然长期服用激素，或做血液透析，莫奈"伊"何！医生感到非常棘手。

桃女士时年 29 岁，患慢性肾炎已逾 3 年，曾经中西医治疗、某市石化医院透析未愈。患者服用泼尼松时水肿、蛋白尿好转，减量或停用时则病情反复或加重。患者来我处就诊前曾慕名到某私人诊所治疗，该医者将泼尼松的药瓶标签撕去，告诉她是特效药让其服用，谁知患者久服此药已能辨识为何药物，遂弃之不用，深忧愈病无望。她经人介绍并在其丈夫劝说与陪同下来到我的诊室，诊查：尿蛋白（++++），面目浮肿，面色㿠白，双下肢凹陷性水肿，精神萎靡，小便短少，大便正常；舌淡边有齿印，苔薄白而润，脉沉弦小滑，重按无力。拟分清化浊法以萆薢分清饮（药用黄芪、萆薢、乌药、益智仁、石菖蒲、玉米须、怀山药、茯苓皮、生薏苡仁等），重加黄芪并随症加味治之，因患者已停用激素，故未嘱其再服。服药 7 剂后，尿蛋白（+++），效不更方，继服 15 剂，水肿渐消，尿蛋白（+）。患者因长期服用多种中药汤剂，嫌费事麻烦，希望我能给她一个简便偏方，于是，我想到了《冷庐医话》的黄芪粥，遂续方。

◎黄芪粥

组成：黄芪60克，薏苡仁、赤小豆、芡实、糯米各50克，鸡内金
　　　（洗净）15克，陈皮3克。

用法：先以水煎黄芪、鸡内金、陈皮，取药液600毫升；将其余诸
　　　物入砂锅内，加入煎取之药液，熬成稀粥。每日分2次服，
　　　1个月为1个疗程。

　　患者连用2个月，水肿尽退，蛋白尿（±），后继续以黄芪粥巩固治疗，诸症悉除，20余年未复发。至今我们医患如亲友般交往，每每到访感恩当初救治之情溢于言表。

　　中医学认为，蛋白尿的发生是由脾肾虚损所引起。中医脏象学说认为，脾主肌肉，主运化；肾主藏精，与膀胱相表里。肾中精气亏虚，脾运失职，就会使津液失调，致面浮跌肿；肾气不固则蛋白失于收摄。黄芪粥中重用黄芪益气利水，《本草纲目》认为黄芪主久败之疡，排脓止痛，理气补虚，能疗肾脏亏损。《药学大全》则证明黄芪含蔗糖、葡萄糖醛酸、多种氨基酸、苦味素、胆碱、叶酸，具有强壮、利尿、抗肾炎作用。它对于实验性肾炎有一定的对抗作用，对排出蛋白尿有一定帮助，并能减轻肾脏病变。大量黄芪能补中益气，固表，能改善水肿和全身营养状态。《本草求原》谓：苡仁能消水肿；芡实、赤小豆能健脾行水利湿，陈皮能利膈消胀；鸡内金开膈消食、健运脾阳、固肾涩精。全方结构合理，用药精细，配伍得当。诸药加以和中健脾的糯米同煎，有固本调元，扶正祛邪，标本同治的良好效果。笔者经40年临床实践证明，肾炎蛋白尿患者久治不消，或肾透析后而尿量不增，蛋白

尿不消、肾功能久不恢复，长服此粥，确有显著疗效，而且无副作用。

黄芪虽对肾炎有利尿消肿、减少蛋白尿之效，但必须注意其用量。一般以 45～60 克为宜。药理学研究证实，黄芪用量正确则药后尿量可增加 64%，用量小则无利尿作用，用量过大则尿量反而减少。黄芪用量小于 15 克时，无利尿作用；用量至 30 克时，尿量增加 31%；用量至 45 克时，尿量增加 57%；用量至 60 克时，利尿作用最为显著，尿量可增加 64%；用量至 80 克时，利尿作用明显下降，尿量只增加 17%；用量至 120 克时，无利尿作用，尿量反而减少。

又治汪某，年 20 岁，患慢性肾炎 2 年多，长期使用泼尼松（中途曾加服环磷酰胺）而尿蛋白持续不消，却出现了"满月脸"、向心性肥胖、面部多发性痤疮等激素副作用。其义父为县医院内科医师，这位医师建议患者找中医治疗并向他推荐了我。查尿蛋白（+++），小便少，色淡黄，口苦不渴，舌淡边有齿印，苔浊腻微黄。考虑为肾虚精气不固，脾气虚弱，失于升发，水谷精微与湿浊混杂下注所致。治当补脾益肾涩精，恢复脾肾功能为要。药用黄芪 60 克，玉米须 30 克，怀山药 30 克，茯苓皮 15 克，生薏苡仁 30 克，水煎服，每日 1 剂；嘱递减激素用量。另为其配制黑豆丸内服。

◎**黑豆丸**

组成：黑大豆 120 克，黄芪、山药、苍术各 60 克。

用法：上药共研成细末，用蜂蜜调和，做成丸药，每丸重约 10 克。

每次 1 丸，早、晚各服 1 次。

功效：益气健脾，化浊利水。

主治：慢性肾炎蛋白尿，伴面目下肢浮肿、腰酸痛。

汪某服汤药并黑大豆丸 1 个月后，诸症若失，查尿蛋白（±）。继服黑豆丸 3 个月余痊愈。4 年后结婚生子，病无复发。本汤药以黄芪、玉米须为主药，益气升脾，降泄浊阴；佐以茯苓皮、生薏苡仁利水而健脾；怀山药益脾阴而固肾涩精，利水道而不伤阴，并能抑制激素的副作用，起到补阴配阳的作用。药虽少而力专宏，故能收效。

黑豆丸是当代著名中医学家姜春华（1908—1992）根据民间偏方研制而成。方中以黑大豆为主药，能补肾消肿利水、活血解毒，且其本身为优质蛋白，能补充人体蛋白之丢失，故无论在治疗期间，还是在巩固疗效时期，均可服用，临床实践证明确有良好的疗效。此药宜研末或入丸吞服。如果入汤煎，其效大逊。方中黄芪、山药补益脾肾，利水消肿；苍术燥湿健脾、芳香化浊，《珍珠囊》说它"能健胃安脾，诸湿肿非此不能除"。诸药合用，共奏益气健脾，化浊利水之功。我们在临床上治疗慢性肾炎水肿、蛋白尿，常将黑豆丸与辨证复方合用，待病情稳定后，常服黑豆丸以巩固疗效。

以黑大豆、黄芪为主药治疗慢性肾炎水肿、蛋白尿的偏方、验方颇多，现列举几则以供参考选用。

◎**酒煮乌豆**

组成：黑大豆 200 克，黄酒 200 毫升。

用法：同入锅中，加水 1500 毫升，煮取汁 600 毫升。每日 1 剂，
　　　分 3 次温服。

功效：滋阴补肾，利水消肿。适用于慢性肾炎水肿。

◎黑豆消肿散

组成：黑豆300克。

用法：加水500毫升，煮乌豆至皮干，研为细末。每次6克，每日
3次，米汤送服。

功效：补脾利湿。用于脾虚（或营养不良）水肿，小便不利，体倦
乏力，也可用于慢性肾炎水肿。这也是一则老偏方，据《本
草纲目》记载："建炎初，吴内翰孙女忽发肿凸，吴检外台
得此方，服之立效。"

◎术芪黑豆药方

组成：黄芪30克，山药30克，苍术15克，黑豆30克。

用法：水煎服，每日1剂。

功效：益气健脾，温肾利尿。适用于慢性肾炎属脾肾阳虚型，浮肿
腰以下为甚，按之凹陷不起，时肿时消，甚则全身浮肿，病
程迁延，面色萎黄或苍白，形寒肢冷，腰酸腹胀，便溏尿少。

◎黑豆鸡蛋粥

组成：鸡蛋2个，黑豆30克，粟米90克。

用法：鸡蛋洗净后与黑大豆先煮，蛋熟去壳，再入粟米、清水适量

同煮，至粥成即可。每日临睡前食用，以服后微汗出为佳，5～7日为1个疗程。

功效：温肾行水，健脾益气。适用于慢性肾炎属脾肾阳虚者，症见面色㿠白，神疲倦怠，形寒肢冷，周身高度浮肿，可伴有胸腔积液，腹水，尿少，腹胀纳减，呕恶，甚则咳逆上气不能平卧，苔薄白或薄腻，脉沉细。

◎黑豆薏仁饮

组成：黑大豆30克，生薏苡仁、熟薏苡仁各20克，赤小豆15克，荷叶6克。

用法：以水1000毫升，煮极熟，任意食豆，饮汤。

功效：补肾健脾，行水消瘀。适用于蛋白尿久治不愈。

此外，芡实白果粥（又名"消蛋白粥"）治蛋白尿亦有良效。用法：取芡实30克，白果10枚，糯米30克。煮粥，每日服食1次，10日为1个疗程，间歇服2～4个疗程，食量少者，芡实、糯米用15～20克。3味煮粥，具健脾补肾，固涩敛精，通利小便之功。本方对慢性肾小球肾炎中、后期蛋白尿久不消者效果尤显。此粥亦可作为治疗原发性肾小球肾炎蛋白尿的辅助食疗法，长期间歇服用。《中医杂志》1985年第9期报道，用本方治疗慢性肾炎蛋白尿73例，总有效率89.1%。

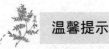

温馨提示

慢性肾炎患者应注重自我调护

1. 患者应避免受冷、受湿及过度疲劳，预防感染。适当进行体育活动以增强抵抗力。避免使用对肾脏有害的药物。注意室内空气新鲜，定期消毒，预防呼吸道感染。

2. 慢性肾炎病程长，应树立战胜疾病的信心与毅力，克服悲观情绪。伴高血压或肾功能不全者，强调卧床休息。

3. 饮食上除忌盐外，也忌甘温助湿生螨之物；由于长期尿中排蛋白，应适当补充高蛋白食物，如鲤鱼、鲫鱼、黑豆之类。不能随意服用偏方，以免损害肾功能。

草药偏方治阳痿，神奇中药有"伟哥"

症　状　阳痿，男性勃起功能障碍

老偏方　细辛茶；淫羊藿古今验方

阳痿，是指男子阴茎痿软、不能勃起，或勉强勃起，但举而不坚，从而影响正常性生活的病证。临床观察，精神性阳痿占大多数，如有的夫妻感情淡漠、性生活环境不好，配偶怕怀孕配合不好；有的因过去曾过度手淫而担心有后遗症，或因过去偶有性生活失败而担心自己性功能有毛病，对性生活存在恐惧和忧虑的心理等，这些都是造成阳痿的精神因素。如果阳痿的患者在睡眠或膀胱充盈等非性交情况下阴茎能勃起，可基本确定属于精神性阳痿。

中医学认为，阳痿多与肝、肾二脏的关系最为密切；并有"实者在肝，虚者责肾"之说。阳痿并非皆肾虚，这正是许多阳痿患者服用大量补肾壮阳药，却疗效不佳的原因所在。我曾得一位民间医生所传之治阳痿祖传偏方，这就是单味细辛（药店有售）泡茶饮，经临床验证，屡试不爽。

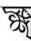

◎单味细辛茶

　　每次取细辛5克(此为1日量)，泡水代茶饮用，15日为1个疗程。患者一般用此药2～3个疗程即可见效或痊愈，服此药期间应停服其他中西药物。

曾治一位 49 岁的工人，患者自 1 年前始，头晕，失眠多梦、腰痛遗精，继而阴茎不能勃起，经某医院检查，诊断为阳痿，服用中西药治疗 2 个月余，其他症状基本痊愈，唯阳痿迭经诸医治疗未愈。于是我嘱其每日用细辛 5 克，泡茶一杯口服，连泡 3 次服用，7 日即见效果，阴茎已能勃起，但维持时间较短。继续服药 1 个月后，此病痊愈，随访半年未见复发。又治一干部，时年 42 岁。患阳痿已 4 年多，有时举而不坚，有时痿而不用，经多方治疗无效，求治于余，亦用上方泡茶饮，连服 5 日即见效果，阳事欣然，又继续服用 25 日，性功能恢复正常。

中医学认为，细辛性温、味辛，具有发表散寒、祛风止痛、温肺化饮的功效。有人分析，细辛治疗阳痿的机制可能与其具有散寒的作用有关。其实，从古典医籍的记载看，细辛还有某种强壮作用。《神农本草经》说它"久服明目利九窍，轻身长年"，《名医别录》说能"安五脏，益肝胆，通精气"，《本草纲目》认为，细辛"气之浓"属"阳中之阳"的药物，说它"辛能润燥，故通少阴及耳窍"，故可以认为细辛能入足少阴肾经而起温肾助阳作用。药理学研究证实，从细辛提取的药液中分离出来的一种水溶性成分——去甲乌药碱单体具有 β 肾上腺素能受体样兴奋作用，它可以改善阴部的血液循环。近年来，用单味细辛泡茶饮治阳痿的报道屡见不鲜，而且疗效卓著，经得起反复验证。不过，需要指出的是，此法对阴寒内盛的阳痿患者有较好的疗效，而阴虚火旺及阳热亢盛的阳痿患者则不宜使用。

此外，用细辛配吴茱萸敷脐治阳痿，经我们多次临床验证效果就很不错。

◎细辛吴茱萸敷脐方

组成：细辛 10 克，吴茱萸 30 克。

用法：上药分别研为细末，和匀，贮瓶备用。每次用上药5克，加温水调成糊状，每晚睡前敷于脐部，用胶布固定，晨起取下。治疗期间忌房事。

章先生今年53岁，因患阳痿2年余而就诊。患者自觉形寒肢冷，小腹拘急，性欲低下，阳事举而不坚，且不持久，同房每每不能入巷，渐至痿软不用，甚为苦恼。章先生曾先后服用过男宝、海马巴戟丸、三肾丸等补肾壮阳药物，毫无改善。经诊察，我认为其病因为邪袭经络，肾窍郁闭，宗筋失用。嘱其用吴茱萸细辛依法敷脐部。1周后阳事渐兴，2周后性欲增强，阴茎勃起及房事均恢复正常。随访1年未见复发。

又治朱某，时年28岁。患者结婚2年余，近4个月阴茎临阵不举，偶有勃起，但举而不坚，经多方求治，收效甚微。诊见舌质淡，苔薄白，脉细无力，嘱其用吴茱萸细辛敷脐，5天后阴茎勃起，亦能入巷，依法治疗10余天，阳事大兴，性功能完全恢复。

吴茱萸细辛敷脐治阳痿为何有如此神奇功效呢？分析认为，方中吴茱萸辛苦性温，功能温中散寒，是外治良药；细辛辛温，其性走窜，能通窍活络。对于寒邪外袭，肾窍郁闭，宗筋失用之阳痿，用此法契合病机，因此疗效颇佳。据《中国民间疗法》1997年第3期报道，门诊用此法治疗11例阳痿患者，病程3个月～4年。阴茎完全不能勃起者6例，举而不坚者5例，均不能完成正常性生活。全部病例均系经多种中西药物治疗无效者。11例经治疗后痊愈7例，好转3例，无效1例，总有效率90.91%。

西医治阳痿，当今最负盛名的莫过于万艾可（枸橼酸西地那非片，简称西地那非），俗称"伟哥"。此药曾被美国、欧洲、中国、日本等多个国家和地区的医学指南推荐作为治疗男性勃起功能障碍（或称阳痿）的一线治疗，据称能有效改善阴茎勃起硬度，被认为是推动阳痿治疗取得革命性进展的"大事件"，但近年来也有不少副作用的报道。其实，在中药中就有天然的"伟哥"，那就是我今天要说的淫羊藿。

淫羊藿又名仙灵脾，为小檗科植物淫羊藿、箭叶淫羊藿、柔毛淫羊藿、巫山淫羊藿或朝鲜淫羊藿的地上部分。中医学认为，淫羊藿性味辛温，入肝、肾经，有补肾壮阳、强筋健骨、祛风除湿、止咳平喘之功，适用于肾阳不足所致的阳痿，尿频，腰膝无力，风湿痹痛，肢体麻木等。用淫羊藿治阳痿，古今有不少偏方可供选用。

◎ **淫羊藿粥**

组成：淫羊藿 10 克，大米 50 克，白糖适量。

用法：将淫羊藿择净，放入锅中，加清水适量，浸泡 5～10 分钟后，水煎取汁，加大米煮粥，待熟时调入白砂糖，再煮一二沸服食，每日 1 剂。

功效：补肾壮阳，祛风除湿。适用于肾阳不足所致的阳痿，尿频，腰膝无力，风湿痹痛，肢体麻木等。

◎ **淫羊枸杞饮**

组成：淫羊藿、枸杞子各 10 克。

用法：水煎取汁，每日 1 剂，代茶频饮。

功效：补肾壮阳。适用于阳痿，早泄，更年期性欲下降等。

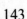

◎淫羊藿膏

组成：取淫羊藿适量。

用法：水煎取汁，浓缩，取汁；根据药液量加相当于药液 1/2 量的蜂蜜收膏即得。口服，每次 20 毫升，每日 2～3 次。

功效：补肾强心，壮阳通痹。适用于阳痿遗精，筋骨痿软，胸闷头晕，气短乏力，风湿痹痛等。

◎起阳膏

组成：淫羊藿、马钱子、蛇床子各 15 克。

用法：将上药择净，共研细末，装瓶备用。使用时每次取药末 2 克，用雅霜雪花膏调匀，外涂阴囊部位，每天 3 次，连续 7～10 日。

功效：温肾壮阳。适用于阳痿。

◎二仙酒

组成：淫羊藿（仙灵脾）、仙茅、五加皮各 120 克，龙眼肉（去核）100 枚。

用法：上药用无灰酒 5400 毫升，浸 3～7 日，取服。

功效：补肾壮阳，养血安神。男子虚损，阳痿不举。

◎ 淫羊藿酒

组成：淫羊藿 200 克，白酒 1000 毫升。

用法：将淫羊藿加工碎，装入布袋中，浸泡在白酒内，封固 3 天后即可饮用。每晚睡前饮服 15 ～ 30 毫升。

功效：补肾壮阳，强筋健骨。适用于阴阳两损、命门火衰而引起的男子阳痿、女子不孕、四肢不仁等证。常饮此酒，有温肾壮阳、振兴阳道之良效。

◎ 灵脾地黄酒

组成：淫羊藿（仙灵脾）62 克，熟地黄 38 克，优质白酒 1250 毫升。

用法：将上药共碎细，纱布包贮，用酒浸于净器中，密封，勿通气，春夏 3 天，秋冬 5 天后便可开取饮用。

功效：补肾助阳。适用于肾虚阳痿、宫寒不孕、腰膝无力、筋骨酸痛等证。每日随量温饮之，常令有酒力相续，但不得大醉。若药酒将尽，应再炮制。

　　我们的祖先早就发现淫羊藿能增强性功能，并用于治疗阳痿。从淫羊藿药名的来历，就可足证其功效——南北朝时期享年 81 岁的名医陶弘景，医术高超，医理娴熟，著有《本草经集注》等重要药物学著作。他对淫羊藿的发现与研究颇具传奇色彩：当时一些牧羊人观察到，羊啃吃一种小草之后，发情的次数特别多，公羊的阳具勃起不软，与母羊交配的次数增多、时间也延长。

陶弘景无意中听牧羊人谈及此事后，即行实地考察，最终认定该小草有壮阳作用。陶弘景指出："西川北部有淫羊，一日百遍合，盖食此藿所致，故名淫羊藿。"由于此草能使羊的淫性增加，因此命名为淫羊藿。

《神农本草经》说淫羊藿"治阴萎绝伤，茎中痛，利小便，益气力，强志"。《本草纲目》言其"性温不寒，能益精气"。《大明本草》说它"治一切冷风劳气，补腰膝，强心力，丈夫绝阳不起，女子绝阴无子，筋骨挛急，四肢不任，老人昏耄，中年健忘"。《分类草药性》说它"补肾而壮元阳"。药理学研究表明，淫羊藿能增加动物精液分泌，刺激感觉神经，间接兴奋性欲而具催淫作用；老鼠和兔子吃了淫羊藿以后，性欲变得更加强烈。淫羊藿提取液具有增加雄性激素的作用，其效力甚至强于海马和蛤蚧，可使精液变浓、精量增加，所以淫羊藿又有"媚药之王"之称，还有人说它是中药中的"伟哥"。

张先生57岁，体质也不算差，可就是性生活不满意。他向我诉说苦衷时透着一丝无奈和哀怨，因为与比她小8岁的妻子同房时总感到力不从心，阴茎痿软，勃而不坚且不持久，有时竟迟迟难以勃起。我认为他属于精神性阳痿，一方面耐心地给他以心理疏导，让其抛弃紧张、忧虑的心理；再就是嘱其每日饮灵脾地黄酒，平时经常食用泥鳅河虾汤。配方用法是：泥鳅200克，鲜河虾50克。将泥鳅放清水中，加入几滴植物油，每日换清水，让泥鳅喝油及清水后，去除肠内粪便。把泥鳅和虾共煮汤，加调味品后即成。每周3～5次，佐餐食用。他按照我的要求认真调理月余，阳痿也就治好了，如今退休已3年的夫妻俩性生活非常和美。

温馨提示

防治阳痿不可忽视精神心理因素

预防阳痿的发生，要养成健康的生活习惯，能降低勃起功能障碍的概率；不吸烟，避免饮酒过多；避免滥用精神科药物；养成健康的生活习惯，包括均衡饮食、定时运动、充足的睡眠及有效处理精神压力，有利于预防阳痿的发生。

阳痿多半由精神因素造成，对这类患者重点应注重精神治疗。患者应了解必要的性知识，端正对性问题的不正确看法，消除思想上各种不必要的负担和顾虑，树立战胜疾病的信心，并争取配偶的配合和安慰。夫妇双方都应了解性知识，女方应关心、体贴、谅解，并给予男方安慰、鼓励，积极参与和配合男方的治疗。双方都应提高文化和心理修养，开阔胸襟，避免恼怒抑郁，排除低级趣味，树立生活的信心。对于疾病因素造成的阳痿应及时检查治疗。特别提醒的是：有阳痿的患者，不可滥用壮阳药，要根据自身病情选择适当药物。

刺猬皮与桑螵蛸，治疗遗精有特效

症　状　遗精，不因性交而精液自行泄出；或梦遗，或滑精
老偏方　刺猬皮散（丸）；桑螵蛸散；食疗诸偏方

遗精是指精液自动外泄的一种疾病。临床表现为有梦与无梦之分：有梦而遗精者，名为梦遗；无梦而遗精，甚至清醒时精液流出者，名为滑精。成年男子未婚或久旷者，偶有遗精，次日并无任何不适者，属生理现象，不是病态。若3～5天遗精1次，甚至昼夜遗精次数无定，并有头晕神疲，腰酸腿软，心慌气短等症状者，则为病态，必须及时治疗。

遗精是男性中多见的一种病证，对身心健康不利。15年前，孙某新婚不久，因遗精不止，精神委顿，不事劳作，求一处方。我给他用了刺猬皮散，经服月余，遗精渐止，2个月后病告痊愈。用刺猬皮治遗精，其法有四。

◎刺猬皮散

组成：刺猬皮（炙）适量。

用法：研细面，贮瓶备用。每服6～9克，每天2次。10日为1
　　　个疗程。一般服用1～3个疗程可愈。

刺猬皮味苦、甘，性平。归胃、大肠、肾经。功能化瘀止痛，收敛止血，固精。可用于胃脘疼痛，子宫出血，便血，肠风下血，脱肛，痔疾，遗精，遗尿等症。刺猬皮入药治疗遗精，不少书籍都有记载，如清代《医林改错》有刺猬皮散，治遗精，梦而后遗，不梦而遗，虚实皆效。《中药大辞典》转引《随息居饮食谱》载：煅研服，治遗精。《吉林中医药》载：治遗精，炒刺猬皮研末；每服 6 克，日服 2 次。《当代中医师灵验奇方真传》载：用刺猬皮治肾虚精关不固引起的遗精 11 例均获痊愈。用法：刺猬皮 100 克，焙干研细末；分为 7 包，每日 1 包。甜酒汁或温黄酒冲服。

◎**刺猬皮丸**

组成：刺猬皮 150 克。

用法：焙黄，研极细末，炼蜜为丸，如黄豆大。每次 5 克，温开水送服，每日 2 次。

曾治蒋某，男，29 岁。梦遗、滑精半年，近 1 个月余病情加重。迭进中西药无效。经服刺猬皮制成的丸药 1 周，恢复正常。

◎**复方刺猬皮散**

组成：刺猬皮、金樱子、芡实各等份。

用法：上药洗净后焙干，分别研为细末，混匀备用。每次 5 克，每日 2 次，淡盐水送服。1 周为 1 个疗程，可连服 1～4 个疗程。适用于遗精、滑精。

方中金樱子、芡实可增强刺猬皮之固肾涩精作用，治遗精力专效宏。据《内蒙古中医药》2007 年第 4 期报道，用本方治疗遗精患者 30 例，近期治愈率 50%，总有效率 96.6%。疗效优于中成药金锁固精丸。

◎ **刺猬皮敷脐法**

组成：刺猬皮适量。

用法：烘干，研为细末，过筛。用时以唾液调成糊状，纱布包裹，
　　　纳于神阙穴，外用胶布固定，2 日换药 1 次。用于肾气不固
　　　之遗精。

值得提醒的是，刺猬皮内服性收敛固涩，适用于肾虚、精关不固引起的遗精，对相火旺盛引起梦遗患者则不适宜。

再说一说桑螵蛸治遗精的老偏方。

1970 年，我的同窗小庆频频遗精达半年之久，甚为苦恼。因羞于启齿，不敢求医，他只能悄悄地告诉我这位比他年长的师兄，以谋良策。我当年并不懂医药，但从小对中医有兴趣，当时我正好有一本从堂叔（当地颇有名气的民间医生）那里借来的《中草药图谱》。于是我反复查找，终于从中查阅到了桑螵蛸治遗精的民间验方，我们对照着图谱一起到附近的桑树上采集了好多桑螵蛸，并按照书中记载的方法进行治疗，竟然获得了满意的疗效。1974 年我高中毕业后有幸当上了大队卫生室的"赤脚医生"，我又将这个民间验方取名为"止遗散"，介绍给遗精患者，结果几乎个个痊愈，无一人复发。

止遗散

组成：干桑螵蛸适量。

用法：焙干研末，装瓶内保存。早晚用盐汤各送服1次，每日服5～
   10克，一般连服2～3日即愈。

桑螵蛸，别名螳螂子、刀螂子、团螵蛸，生于桑树上，秋末至来春均可采收。将采下的桑螵蛸去净树皮，放在蒸笼中蒸死螂子，取出晒干备用。桑螵蛸味甘、咸，性平。具有固精缩尿，补肾助阳之功效。常用于遗精、滑精，遗尿、尿频，小便白浊。《名医别录》说它"疗男子虚损，五脏气微，梦寐失精，遗尿"，《药性论》载其"主男子肾衰漏精，精自出，患虚冷者能止之"。

桑螵蛸巧治遗精偏方甚多，编录一二，以供参考选用。

 扶正固精散

组成：桑螵蛸、党参、石菖蒲、女贞子、刺五加各25克，当归、远志、
   龟甲、首乌藤各30克。

用法：共研粉末。每日3次，每次9克。

主治：适用于遗精属气血两虚证。

 桑龙散

组成：用桑螵蛸（炙）、白龙骨各等份，为末。

用法：每服二钱，空腹服，淡盐汤送下。

主治：适用于遗精白浊，盗汗虚劳。

◎桑螵蛸散

组成：桑螵蛸（微炒）30克，韭菜子（微炒）60克。

用法：共研为末。每服6克，每日2次，空腹温黄酒调下。

主治：此方出自《古今医统》，为治虚劳梦泄之良方。

遗精除用药物治疗外，还要注意调摄心神。平时不要观看不健康的影片或书刊，勿令心神驰于外；要注意节制房事，禁戒手淫；注意营养，节醇酒厚味，才能助治全功。

温馨提示

偏方食疗治遗精

★芡实粉粥

组成：芡实粉60克，粳米90克。

用法：先将芡实煮熟，去壳，研粉。用粳米煮粥，至半熟时，倒入芡实粉，同煮和匀，随意服食。

功效：益肾精，固下元。

主治：用于精关不固之遗精。

★莲肉膏

组成：莲子肉、芡实各200克，山药300克，银耳120克。

用法：水煎取浓汁，白糖收膏。每服3匙，每日3次。

功效：补肾涩精。

主治：肾虚遗精。

★金樱子膏

组成：金樱子400克，蜂蜜1000克。

用法：金樱子切开，挖尽毛、核，放锅内文火煎2小时，取头煎
　　　药汁，如此者三，再将三煎药汁混合同煎，入蜂蜜熬成膏
　　　状。每次服10～20克，每日2次。

功效：固精涩肠，缩尿止泻。

主治：既治滑精、遗尿，又治脾虚泻痢。

★鸡肠饼

组成：公鸡肠1具。

用法：洗净焙干，研成细末，和入面粉250克，加水揉成面团，可
　　　稍加油盐佐料，如常法烙成薄饼，每日分2次服食，连服
　　　10日。

功效：具有涩精止遗之功。

主治：遗精、遗尿。

★桃仁炒腰花

组成：核桃仁20克，猪肾1具。

用法：核桃仁洗净，剖碎；猪肾洗净，剖开，开水浸泡2小时，去浮沫。起油锅，核桃仁、猪腰同炒，加黄酒、姜、葱、食盐调味后食用。

功效：补肾益气，涩精。

主治：遗精，属肾气虚损、精关不固，偏阳虚型，遗精频作，耳鸣腰酸，肢冷畏寒。

★杞子乌梅鸡肠汤

组成：枸杞子20克，乌梅10克，鸡肠30克。

用法：鸡肠洗净，食盐腌制10分钟，洗净，切成小段；置锅中，加清水500毫升，加枸杞子、乌梅，急火煮开，去浮沫，加黄酒、葱、姜、食盐，改文火煲30分钟，即可食用。

功效：补肾固精。

主治：遗精，属肾气虚损、精关不固偏阴虚型，遗精频作，五心烦热，口干口渴者。

★龟肉益智仁汤

组成：龟肉200克，益智仁50克。

用法：龟活杀，去壳甲、内脏，洗净切碎，置锅中，加清水500毫升，加益智仁，加葱、姜、黄酒、食盐，急火煮开，去浮沫，改文火煲30分钟，分次食用。

功效：平补肾气，固精。

主治：遗精，属肾气虚损、精关不固偏阴虚型，并见滑精，午后
　　　潮热，口干口苦，形体枯槁者。

★健阳酒

组成：当归、枸杞子、补骨脂各9克，白酒1000毫升。

用法：将前3味药捣碎，装入棉布袋，置容器中加入白酒，密封
　　　后隔水加热30分钟，取出静置24小时。次日开封，弃去药
　　　袋。取酒饮服，不拘时，每次30～50毫升。

功效：补血养肝，健身明目。

主治：肾阳虚引起的遗精、腰痛、头晕等症。

★巴戟二子酒

组成：巴戟天、菟丝子、覆盆子各15克，米酒500毫升。

用法：将前3味药捣碎，置容器中，加入米酒，密封浸泡7日后，
　　　过滤去药渣。每次饮药10～15毫升，每日2次。

功效：补肾固精。

主治：肾虚之遗精、滑精及腰膝冷痛等症。

大红萝卜治痛风，草药单方也神奇

<hr />

症　状　关节疼痛，高尿酸，痛风石

老偏方　大红萝卜汁；萝柏汤；车前草诸方

<hr />

李君的好友介绍：他本人曾是一名严重的痛风患者，无意间发现了一种有效治疗痛风的食疗"秘方"，经过一段时间的治疗，多年的痛风顽疾竟然神奇般地痊愈了。转眼间半年多过去了，山珍海味、大鱼大肉、啤酒海鲜无所畏惧。"重获自由"后，他说第一件想做的事便是将此法传授给所有饱受痛风折磨的"风民"，这个秘方就是——大红萝卜。

据其自述，半年前某日由于误食炒大豆、菠菜，导致刚刚消停了不到1个月的痛风再次发作，并引发高热，整夜咳痰难以入睡，因长期大量服用痛风药物造成肠胃消化不良，胃中食物瘀堵反酸，众症一起袭来更是痛苦难当。由于他平时对萝卜的药用功效了解较多，略知其具有健胃消食、清热解毒、化痰止咳等功效。于是想到用萝卜缓解一下眼前的综合征，恰好家里还有半个大红萝卜，于是便边看电视边啃萝卜。半小时后，胃舒服了很多，咳嗽也止住了，便有了些许困意，躺床欲睡。这时他发现痛风的脚竟然也不痛了，当时也没多想，过了一会便昏昏沉沉地睡着了。

第二天醒来，他躺在那里没有感觉脚痛，下地才感觉有一点痛，于是就想到或许连续服用效果会更好。他就让家人去买萝卜。可买回来的不是昨夜的那种大红萝卜，而是白萝卜，水分太大，食后没有什么感觉。下午又买来

青萝卜和心里美萝卜，试后也无明显感觉，且过辣有些伤胃。第三天买来大红萝卜一试，痛风明显见好，但吃掉一大块萝卜细嚼慢咽至少需要15分钟，于是就取出榨汁机摘除过滤网，将半个红皮白瓤的大红萝卜切块，放入榨汁机，再加入适量温水，为减少萝卜的辣味，又稍稍加了点蜂蜜，结果榨成的萝卜汁辣甜适口，一饮而尽。此后，他每日早、晚饭后各饮一大杯，仅7日痛风就彻底消失了。

我在这里把此法与众多"风友"分享一下，此法花费不多，大家不妨一试。

◎**大红萝卜汁**

组成：大红萝卜（最好是东北大红萝卜，红皮白心，小的比大的好）400克。

用法：①将大红萝卜洗净，连皮切块，加200毫升50℃温水，加适量蜂蜜，生榨汁，10分钟内全部饮下，30～120分钟即可见到效果。日饮2次，早饭前、晚饭后（1小时内不要吃任何东西，以免影响疗效），直到症状消失；②或者将此用量的大红萝卜生吃细嚼，但一定要注意咀嚼要细。日食2次，早饭前、晚饭后（1小时内不要吃任何东西，以免影响疗效），直到症状消失。

萝卜为十字花科草本植物，又名莱菔，其种子、鲜根、叶均可入药。萝卜味甘，白萝卜性平，青萝卜性微寒，红萝卜性微温，入肺、胃二经，具有清热、解毒、利湿、散瘀、健胃消食、化痰止咳、顺气利便、生津止渴、补中、安五脏等功能。萝卜种类繁多，生吃以辣味少者为好。

萝卜属碱性食品，含有大量的水分和维生素，是一种基本上不含嘌呤的蔬菜。唐代孟诜称萝卜"甚利关节"，《食性本草》认为萝卜能"行风气，去邪热，利大小便"，《随息居饮食谱》也说它能"御风寒"。萝卜生食还含有大量的维生素 C 和丰富的钾盐，这样就可起到碱化血液并利尿的作用。痛风一证，仍属于中医学的"痹病"范畴，由此可见，多吃萝卜有利于痛风患者的康复。

我们知道，痛风是一种嘌呤代谢紊乱性疾病，在嘌呤的合成与分解过程中，需要有多种酶的参与，由于酶的缺失和先天性代谢异常，而导致了痛风的发生。大红萝卜中含有很多能促进代谢、帮助消化的苷酶、触酶、淀粉酶、糖化酶等有益成分，同时还含有葡萄糖、氧化酶腺素、失水戊糖、气化黏液素、氨基酸、胆碱等成分,能有效协助人体将摄入体内的营养物质分解代谢出体外。大红萝卜具有超强的促进肝、肾代谢的功能，它能快速协调五脏平衡，在肽核酸（PNA）的作用下将长期沉积在体内各部的痛风结石分解成水、二氧化碳和可溶性的钠盐。长期食用大红萝卜可补充肝脏内的转移酶，有效纠正嘌呤代谢紊乱，调节尿酸，平衡血尿酸的浓度，缓解并消除痛风发作处的炎症，防止再次形成结石，从而达到治疗痛风的目的。大红萝卜富含维生素 K，这种维生素能抗尿酸盐结晶，有效防止骨头粗大。大红萝卜对胆结石、肾结石也有很好的预防和治疗效果。

此外，大红萝卜富含钾，为其他萝卜的几倍甚至几十倍。钾可以调节细胞内适宜的渗透压和体液的酸碱平衡，参与细胞内糖和蛋白质的代谢，这对痛风患者血尿酸值的调节十分有利。

痛风除了受遗传因素的影响，更多是受日常生活习惯的影响，痛风往往为饮食不当所致之疾，所以治疗痛风就一定要养成健康的生活及饮食习惯。在这个前提下，采用东北雌性大红萝卜进行食疗才会达到事半功倍的效果。所谓雌性红萝卜即"萝卜核 - 胞质雄性不育系"三系杂交萝卜，是由中国著名遗传育种专家张书芳先生发明的，该项发明曾获得邓小平亲自颁发的国家发明二等奖（10年内最高奖）。雌性红萝卜品种有绿星大红、红丰一号、红丰二号等，其中以"绿星大红"的综合性状最为优秀，其雌性株率高达40%，是目前市场上最好的雌性红萝卜品种。

有的地方可能购买不到东北大红萝卜，那也可以用普通白萝卜，我们在临床应用中发现疗效并不差。下面介绍一则配方。

◎萝柏汤

组成：白萝卜250克，柏子仁30克。

用法：将萝卜洗净切丝，用植物油煸炒后，加入柏子仁及水500毫升，同煮至熟，酌加入少许食盐调味，即可食用。

功效：本方可预防痛风发作。

方中白萝卜生津利湿，有排尿酸的作用；柏子仁具养心安神、润肠通便的功效，能促进尿酸从大便中排泄。《神农本草经》记载，柏子仁能"除风湿痹"，故本方用于痛风较为适宜。

民间流传下来的一些草药单方治疗痛风，也往往会收到意想不到的效果。

张某系我市开发区书记，肥胖，嗜烟酒，3年前犯痛风，双脚均红肿疼痛，每次发作均要经过静脉滴注、吃药等治疗，一般都要1个多月才能好转，一不小心饮食，又再发作，每次发作均剧痛不可忍。一日在一起吃饭，我见他什么都不敢吃，自诉血尿酸高，我就随口送一方：车前草适量，煮开当茶，不拘数量。说完之后，我便将此事忘记了。过数月后，再次相见，谢不绝口，云：服车前草不到1个月，症状大减，此后再没发作。且体重下降，自觉身体大大好转，且喝酒吃海鲜也没有发作。

◎车前草饮

组成：取干车前草 30～60 克，鲜者加倍。

用法：水煎 2 次服用，每日 1 剂，连续服用，一般于用药 12～15
日症状缓解。为防止复发，以后每隔 10 日服药 10～15 剂。

药理学研究表明，车前草有利尿作用，并能增加尿酸的排泄。车前子同样有排泄尿酸的作用，车前子为车前科植物车前草的成熟种子。《本草经疏》说："车前子，其主气癃、止痛，通肾气也。小便利则湿去，湿去则痹除。"我们在临床实践中，用单味车前子煎汤代茶饮，治疗痛风病，疗效亦佳。

◎车前子茶

组成：车前子（布包）30 克。

用法：加水 500 毫升浸泡 30 分钟后煮沸，代茶频饮，每日 1 剂。
用药期间停服秋水仙碱等药物。

功效：本方可增加尿量，促进尿酸排泄。

曾治赵某，男，56 岁，患痛风病 6 年。其症状表现为双足趾疼痛，常在午夜间痛醒，伴低热，午后体温常在 37.2～37.5℃。1 周前查血尿酸 430 微摩/升，24 小时尿酸 8.2 毫摩/升。服用秋水仙碱可缓解症状，但不能制止疼痛发作。缓解期越来越短，发作时疼痛程度逐年加重，生活不能自理。曾服中药无明显效果。观其形体胖，舌苔腻而微黄，脉稍弦滑。患者请求用简便单方治疗，遂予上方。患者服用 10 日，双足趾疼痛即感到明显减轻。30 余日后诸症悉除。复查血尿酸及 24 小时尿酸正常。随访 2 年未复发，其间停用秋水仙碱，仍间断服用车前子茶。一味车前子，六年后沉疴除，可谓功效不凡！

车前草与车前子药店均有售，价格也比较便宜，很适合痛风伴尿酸血症患者服用。在此，再介绍二则简便验方。

◎百合车前汤

组成：百合 20 克，车前子 30 克，蜂蜜适量。

用法：水煎取汁，分 2～3 次服，每日 1 剂。百合含秋水仙碱、车前子促排尿酸。可防止痛风性关节炎发作。

◎车前子土茯苓散

组成：车前子 300 克，土茯苓 300 克（1：1 的比例）。

用法：先将车前子炒黄后与土茯苓（去除杂质）拌和一起，粉碎为细粉，用瓶装，密封备用。每次 8 克，每日 3 次，温开水送服。临床报道，降血尿酸用车前子土茯苓散，可获满意疗效。

温馨提示

痛风康复"四要点"
——管住嘴，迈开腿，控体重，多饮水

★管住嘴

体内 20% 的血尿酸来源于食物，控制饮食可在一定程度上起到降尿

酸和预防痛风急性发作的作用。①选用低嘌呤食物，避免食用高嘌呤食物，如动物内脏、浓汤、肉汁、海鲜。②多吃新鲜蔬菜、水果（豆类和豆制品所含的植物蛋白不容易被人体消化吸收，尽量少吃）。③避免饮用酒精饮料（特别要避免饮用啤酒）。④牛奶、鸡蛋、精肉等是优质蛋白，要适量补充。嘌呤易溶于水，肉类可煮沸后去汤食用，避免吃炖肉或卤肉。⑤饮食控制必须兼顾到优质蛋白质、碳水化合物、热量的合理均衡，过度控制饮食有害健康。严格控制饮食不能只吃蔬菜、水果，否则会因为饥饿、乳酸增加，痛风更容易发作。

★迈开腿

坚持适量运动，痛风患者比较适宜有氧运动，如快走、慢跑。①运动量要适中，控制心率为：170－年龄（有氧运动最大适宜心率）。②运动要循序渐进，首次运动时间15分钟；保持2周增加到30分钟；再过2周增加到45分钟，可一直保持。因故暂停运动重新开始运动要重新计算运动时间。③每周运动5次以上即可。

★控体重

控制体重使体重达标可有效预防痛风的发生。超重或肥胖就应该减轻体重，减轻体重应循序渐进，否则容易导致酮症或痛风急性发作。

★多饮水

每日饮水量2000～3000毫升，增加尿酸排泄。以水、碱性矿泉水、果汁等为好，不推荐浓茶、咖啡、碳酸饮料。

肩周炎疼痛如冻结，桑枝酒一杯可"解冻"

症　状　肩部疼痛，夜间为甚，活动受限如冻结状

老偏方　桑枝酒，桑枝蚕沙茶，桑枝生姜汤；醋调二乌樟脑散

　　肩关节周围炎（简称肩周炎）是肩关节及其周围软组织发生退行性改变所引起的以肩关节疼痛为主，先呈阵发性酸痛，继之发生运动障碍的一种常见病、多发病。患有肩周炎的患者，自觉有冷气进入肩部，也有患者感觉有凉气从肩关节内部向外冒出，故又称"漏肩风"。

　　本病属中医学的"肩痹""肩臂痛"范畴。多发生于50岁以上的中老年人，故有"五十肩"之称；因其以肩关节及其周围疼痛、功能活动障碍为特征，故又称"凝结肩""冻结肩"。多因年老体虚，风寒湿邪乘虚而入，致经脉痹阻；或外伤劳损，瘀血留内，气血不行，经筋作用失常而导致本病。

　　肩周炎疼痛特点是胳膊一动就痛，不动不痛或稍痛，梳头、穿衣、提物、举高都有困难。发作严重时可疼痛难忍，彻夜不眠。严重时生活不能自理，肩臂局部肌肉也会萎缩。肩周炎是一种慢性病，要是患上就会让人痛苦不堪。

　　我这里给大家介绍两个偏方，相信对解除你肩周炎的病痛有帮助。

◎桑枝酒

　　组成：桑枝、桂枝各30克。

　　用法：将其切成小段，然后泡在500毫升的优质白酒中（38°即可），

再将其密封后置于阴凉处，每日摇晃3～5遍。5～7日后，泡好的桑枝酒即可饮用。饮用的方法是每次取泡好的药酒10～15毫升佐餐饮用，每日1～2次。

中医学认为，肩周炎大多属于风寒湿痹，可以用药酒来防治，桑枝、桂枝泡白酒治肩周炎的效果很是神奇。现年52岁的张女士，因右肩疼痛，活动受限4个月来我处就诊。患者自诉4个月前右肩夜卧受凉后出现疼痛，持续性隐痛、胀痛，外展、抬举、背伸均受限。得病1个月后采用针灸治疗1周，病情稍好转，2日后又加重；贴麝香追风膏、万通筋骨贴无效，自行采用老尘土用醋炒后外敷亦无效；每晚吃止痛药后方可入睡。察其舌脉：舌质淡，苔薄白，脉沉紧而弦。根据李女士的病情，我建议她服用桑枝酒，10日为1个疗程；同时用醋调二乌樟脑散热熨痛处。

◎醋调二乌樟脑散

组成：川乌、草乌、樟脑各90克。

用法：共研细末，装瓶备用。取药末适量，用醋调成糊状，敷于压痛点，约0.5厘米厚，外裹纱布，用热水袋敷30分钟，每日1次，连用5～7日为1个疗程。

功效：祛风散寒，通经活络。

患者服用桑枝酒并行局部中药热熨1个疗程后，疼痛消失，活动轻度受限，特定角度仍有疼痛，后继续用药1个疗程而痊愈。

为什么桑枝酒有治疗肩周炎的功效呢？这是因为此药酒中的桑枝性味

苦、平，有祛风湿、利关节、行水气等功效。明代李时珍的《本草纲目》说桑枝"能利关节，除风寒湿痹诸痛"，《岭南采药录》说它能"祛骨节风疾"。宋代医家许叔微在《普济本事方》中曾记述，自己一度患臂痛，诸药不效，遂改用桑枝一味煎水服，数剂而愈，并指出"观《本草切用》及《图经》言其不冷不热，可以常服"，可谓经验之谈。方中桂枝味辛、甘，性温，可温经通脉、助阳化气、散寒止痛。桂枝中所含的桂皮醛、桂皮酸钠等有效成分，可以扩张血管、提高痛阈值、抗菌、抗病毒。白酒具有温经散寒、通络活血的功效，而且是一味药引，用白酒泡桑枝、桂枝，可以增强它们的功效，引药性直达病所，所以对肩周炎疗效甚好。

醋调二乌樟脑散中川乌、草乌能祛风除湿，温经止痛。药理学研究证实川乌、草乌具有较好的抗炎作用和较强的镇痛（局部麻醉）、抗变态反应作用及促肾上腺皮质样的作用。这些都是治疗风湿痹痛取得疗效的机制。樟脑芳化除湿，温散止痛，与川乌、草乌配伍并辅以局部热熨，既能温经止痛，其温散作用又能松解局部粘连，诚为良方。

治疗肩周炎，还有下列偏方可供选用。

◎桑枝蚕沙茶

组成：嫩桑枝30克，蚕沙15克。

用法：嫩桑枝切碎，晚蚕沙（纱布袋包）。加水500毫升，煎沸焖30分钟后，取出药液置保温瓶中，代茶饮用。每日1剂。

功效：祛风除湿，活血定痛。

主治：①风湿侵犯，气血受阻所致的肢体关节或肩臂疼痛，屈伸不利。②高血压患者出现的手足麻木。③单纯抗链球菌溶血素"0"增高，或伴有轻度的关节酸痛。

方中桑枝性味苦、平，功能祛风湿、利关节、行水气，是治疗风热臂痛要药。《现代实用中药》说它能"治高血压，手足麻木"。据药理学研究，桑枝能提高淋巴细胞转化率，治疗慢性布氏杆菌病有效，并有显著的降血压作用。晚蚕沙功能祛风除湿、活血定痛，《本草纲目拾遗》称它能"去风缓诸节不随、皮肤顽痹"和"腰脚痛冷"。

◎桑枝生姜汤

组成：桑枝 50 克，生姜 50 克，透骨草 20 克，鹿角胶（烊化分冲）20 克。

用法：水煎服，每日 1 剂。

功效：祛风散寒，通络止痛。

主治：适用于风寒湿偏胜之肩周炎。

本方重用生姜发散风寒止疼痛，桑枝祛风通络，且其微寒可制约生姜温燥之性，透骨草搜骨祛风，鹿角胶温补肝肾，益精血。全方内补外散，使风寒祛而正气复，邪阻之经得通，失荣之络得养，则疼痛自止。

生姜不但是厨房必备的调味品，同时也是一味用途广泛的中药，而以其治疗肩周炎更值得一提。生姜首载于《神农本草经》，书中将其列为"上品"。《伤寒杂病论》中治疗汗后筋脉失养身疼痛的桂枝新加汤，治疗诸肢节疼痛、身体尪羸、脚肿如脱的桂枝芍药知母汤均用到生姜。此两方为治疗疼痛的代表性方剂，方中生姜用量均比较大，可见张仲景当时已经把生姜作为温经散寒止痛的一味主药使用。近十几年来，姜在舒缓疼痛、辅助治疗关节炎上的效果备受瞩目。风湿病专家在 250 名骨关节炎患者中进行过一项实验：在 6 周的疗程中，一组患者每日 2 次服用含有生姜成分的药物 255 毫克，另一组患者则服用不含生姜成分的药物。2/3服用了含有生姜成分药物的患者反映，他们感觉病痛减轻，其效果远远高于另一组患者。美国专家研究发现，对于关节炎患者，高纯度的生姜提取物可改善其膝关节疼痛症状。丹麦生物化学家莫腾·韦德纳1999年6月15日也在纽约宣布，他们花费400万美元经过长达7年的研究并通过对丹麦、新加坡和美国近千名患者的临床试验，证明生姜中的滋纳辛成分对治疗关节疼痛有独特功效。丹麦奥丹斯大学教授奇斯纳说，风湿性关节炎患者连续食姜3个月，肿痛症状大大减少，关节僵硬现象可缓解；日本学者指出，每次吃1/3茶匙的姜粉，每日3次，坚持吃上一段时间，对风湿性关节炎确有奇效。由此可见，生姜具有很好的止痛效果，

曾治杨某，男，59岁，患者右肩部疼痛10年余，活动受限，手臂不能上抬至肩，每至凌晨4∶00—5∶00即发生针刺样疼痛，痛不能寐，局部有寒冷感，刮风下雨时加重，清晨穿衣困难，诊断为"肩周炎"。3年间，经针灸、拔火罐、口服西药止痛片、封闭等多方治疗，均未获效。查体：局部皮肤无红肿，轻压痛，右臂不能上举。辨证为风寒外袭，久病体虚。予上方煎服，每日1剂。患者服药2剂，即疼痛大减。继后略减药量，巩固治疗，遂使其10余年疼痛消失，手臂活动也较前灵活，早晨可以顺利穿衣服。

◎**姜芋泥**

组成：芋头100克，生姜50克。

用法：将芋头去皮，捣成泥状；生姜洗净捣烂榨汁，姜汁放入芋头泥中，再加少许面粉（可减少生姜及芋头对皮肤的刺激性），搅拌成糊状，摊在干净纱布上敷于痛处，并用保鲜膜覆盖固定即可。每日2次，一般3～5日见效，若出现皮肤发痒则应停用。皮肤敏感者可在患处涂一层油再敷。

肩周炎发作时，可外敷姜芋泥来缓解病痛。生姜，明代李时珍在《本草纲目》载，姜"生用发散……捣汁和黄明胶熬贴风湿痛"。清代名医张锡纯说："鲜姜之辛辣开通，热而能散，故能温暖肌肉，深透筋骨，以除其凝寒痼冷，而涣然若冰释也。"姜中的辛辣成分可使肩周血管扩张充血，改善肩关节血氧供应，还可松弛肩周肌肉，减轻肩周肌紧张。芋头中的有效成分可缓解肩关节的红肿热痛，有利于炎症吸收。这样做不仅可治肩周炎，还能发挥预防的作用。

此外，肩周炎慢性期而体虚风湿阻络者，可服桑枝鸡汤调治。用法：老桑枝 60 克，老母鸡 1 只，盐少许。将桑枝切成小段，与鸡共煮至烂熟汤浓即成，加盐调味，饮汤吃肉。此方具有祛风湿、通经络、补气血之效。

温馨提示

勤动肩关节，防止肩粘连

患者平时衣着应温暖，特别注意肩部的保暖，勿汗出当风或冷水冲淋，夜卧勿露肩，不要冒雨淋水，夏日不宜用电风扇直吹肩部，以免诱发肩周炎或加重病情。在日常劳动中注意保护双肩，防止外伤和劳损，不宜长时间单手提重物，肩部不宜长时间受压和过度牵拉。平时积极进行体育锻炼，特别注意肩部的活动，做臂上举、外展、旋肩等活动，并可配合肩部和足部肩关节反射区的保健按摩，以保持肩关节的滑利。肩周炎发作时，不能因疼痛而不动，在能忍受的前提下，多进行肩关节各种方向的运动，以减轻粘连。当上肢骨折或肩部软组织损伤后，不要固定过久，防止肩部软组织粘连。

腰痛奇方鳖甲散，左右逢源无不应

症　状　腰痛，或剧痛，或刺痛，或隐痛，俯仰转侧不利

老偏方　鳖甲散

俗话说："患者腰痛，医生头痛"。医生遇到腰痛的患者为何会如此尴尬呢？

腰痛是指下背部、腰骶一侧或双侧的疼痛，可伴有或不伴有下肢的放射痛。它是一种症状，也可以说是一种综合征，而不是疾病的名称。

自从人类进化为直立行走动物后，由于一生中大部分时间都是站或坐的直立状态，加上脊柱腰段的生理性前凸、骶段后凸，当直立活动时，各种负荷应力均集中在腰骶段，尤其是两个相反弯曲的交界处，故该处容易发生急、慢性损伤及退行性变化。此外，比较复杂的情况是，除脊柱局部病变可以引起腰痛外、许多相邻器官或全身性疾病也会波及腰部出现腰痛，所以腰痛很常见，60%～80% 的成年人有患病史。

有资料显示，50% 以上的下腰痛初次发作 4～8 周可以被治愈或自愈，但复发率高达 85%，此外，一些复杂腰痛如果医生对病因不明、治不对路，则腰痛经久不愈，因此一般的医生在遇到复杂腰痛经久不愈或普通腰痛反复发作的情况常束手无策，这就是"患者腰痛、医生头痛"的症结所在。

那么，腰痛真的这么难治吗？老祖宗有句话很有道理："非不治也，未得其术也！"

我临证 40 余载，每每与腰痛患者不期而遇，因而在治疗上除采取中医辨证论治，用中药、针灸按摩加理疗外，特别注重搜集、整理和应用那些卓有成效的民间偏方、验方和秘方。这其中就有一则"鳖甲散"的偏方经验证实 30 余例疗效颇佳，特别是对一些损伤性腰痛、增生性腰痛、劳损性腰痛，疗效显著。兹录之于下。

◎鳖甲散

组成：鳖甲 60～120 克。

用法：将鳖甲焙黄，研成细末，分成每包 10 克。每次 1 包，每日2 次，早、晚各服 1 次。根据腰痛引起的原因及辨证分型，注意在服法中巧妙配伍中药煎汤送服：①湿热腰痛，用盐水炒黄柏 15 克煎水送服；②寒湿腰痛，以熟附片（盐水炒）15 克煎水送服。腰肌劳损、骨质增生腰痛者，用盐水炒杜仲 15 克煎水送服；③损伤腰痛，用川牛膝 15 克煎水送服；④肾虚腰痛，以淡盐水送服即可。

鳖甲治腰痛验方是老祖宗留下的宝贵财富。早在汉末《名医别录》中就记载，鳖甲可治"血瘕腰痛"。用鳖甲散治腰痛则首见于晋代葛洪的《肘后备急方》，书中说"卒得腰痛不可俯仰：用鳖甲炙研末，酒服方寸匕，日二"。"卒腰痛"应该属于通常所说的急性腰扭伤或突发的腰椎间盘突出症。近代岳美中先生的弟子所编撰的验方中也收录了鳖甲散，主要治疗劳损性腰痛。相传，中华人民共和国成立以前，有一财主老年患腰腿痛久治不效，后重金请名医岳先生开出此方，配成药酒 1 剂而愈。此方遂为那位财主所藏，并把它写在墙上，后来为一有心人发现，故在民间流传至今。

临床应用鳖甲散治腰痛屡用屡验，其适应证几乎囊括湿热腰痛、寒湿腰痛、肾虚腰痛、腰肌劳损、腰椎骨质增生及损伤腰痛。不妨试举一例：邵某是乡政府工作人员，8年前因墙塌壁倒被压于砖石堆中，幸得及时抢救脱险，当时双下肢完全失去知觉，二便失禁，经某医院诊为第4、5腰椎压缩性骨折并截瘫。3年后在另一家医院诊为第4腰椎脱位，伴双下肢不完全截瘫，即做椎管减压术。术后经中西药物及理疗等综合治疗，虽能拄杖行走，唯双下肢及腰部刺痛几乎天天发作，每于东南风起或阴雨多雾之日则刺痛更剧。发作时痛如刀割，苦不堪言。一般镇痛药物已失去效应。患者诉神疲乏力，自汗脱肛，诊见双下肢肌肉萎缩，舌体胖，有紫气，苔薄白，脉细濡。据其症当属气虚血瘀型腰腿痛。予鳖甲散60克，分成6包，每日早、晚各服1包。另每日重用生黄芪120克、川牛膝（盐水炒）60克煎汤，分2次送服鳖甲散。3日后复诊，患者喜告刺痛消失。后再予上方续服3日，痛未复作。

用鳖甲散治腰痛，掌握辨证也不可忽视。

湿热腰痛，多表现为腰痛处伴有热感，热天或雨天疼痛加重，活动后可减轻，尿赤。舌苔黄腻，脉滑数。治则为清热利湿，舒筋通络。曾治周某，男，43岁。腰痛数年，痛在腰脊两侧，痛处伴有热感，天热和阴雨天疼痛加剧，活动后可稍减，伴头昏重，耳鸣，小便短赤，苔黄腻，脉濡数。症属湿热腰痛，用鳖甲散以盐炒黄柏煎汤送服，连服2日，霍然而愈。半年后随访，未再复发。

寒湿腰痛，腰部冷痛重着，转侧不利，静卧不减，阴雨天加重。舌苔白腻，脉沉。治宜散寒祛湿，温通经络。可用鳖甲散以附片（应煎1小时以上）煎水送服。我在临床上常配合《奇效验秘方》之干姜苍术散热敷，收到满意疗效。用法：干姜50克，苍术10克，当归15克，白酒适量。将前3味药研细末，过筛，加入白酒调匀，蒸热，于患部外敷热熨。每日 2～3 次，每次 30 分钟。

肾虚腰痛，腰痛而酸软，喜按喜揉，足膝无力，遇劳更甚，卧则减轻，常反复发作。脉沉细或细数。治宜补肾益精，强筋壮骨。可用鳖甲散以淡盐水送服。继后巩固，可服补骨脂粉：补骨脂 10 克，炒后研为末，饭前温黄酒冲服，每日 1 次。如此调理，则腰痛很少反复，疗效称佳。也可用肉桂 30 克，吴茱萸 90 克，生姜 120 克，葱白 30 克，花椒 60 克，共炒热，以绢帕包裹，熨痛处，冷则再换炒热。我们体会到，在治中老年人肾虚腰痛及腰肌劳损时，热敷能起到温肾止痛的作用。

鳖甲性味咸、平，入肝、肾二经。我们的经验是，用鳖甲治腰痛其奥妙主要在于用盐，中医学有"咸入肾"之说，用盐之咸味，偕鳖甲直达病所，再各随其致病原因选用相应的药物，则腰痛可除也。诸腰痛皆可用鳖甲，是因为阴气之专，入三阴而行其积，是有得于气之相应者矣，方中药味虽少，但用法严谨合度，故能左右逢源，投之无不立效。

腰痛患者多，偏方妙方多。下面再介绍几则，以飨读者。

◎杜仲灵仙汤

组成：杜仲 20 克，威灵仙 15 克，猪肾 1～2 个。

用法：将杜仲、威灵仙分别研细面调匀；再取猪肾 1～2 个破开，洗去血液，剔除臊腺，放入药粉，摊匀后合紧，放入锅内，加水少许，置火上久蒸至猪肾烂熟，适当加入盐、姜、葱调味即可。吃猪肾，饮汤，每日 1 剂，孕妇忌服。

主治：适用于肝肾亏虚兼风寒湿痹型腰痛。

◎**黑豆杜仲枸杞饮**

组成：黑豆30克，炒杜仲15克，枸杞子12克。水煎服，每日1剂。

功效：补肾强腰。

主治：用于肾虚腰酸腰痛，慢性腰肌劳损等。

◎**土鳖虫散**

组成：土鳖虫末1.5克，红花酒（或白酒）15～30克。

用法：红花酒或白酒送服土鳖虫末，每日1次。一般3～5次治愈。

功效：活血通络。

注意：每次量不宜超过1.5克；孕妇忌用。

主治：适用于急性腰扭伤。

◎**姜汁大黄粉**

　　生姜汁、大黄粉各适量，调成软膏状，平摊外敷扭伤处，覆盖油纸，纱布固定，12～24小时未愈者可再敷。《中医杂志》曾报道，用本方治急性腰扭伤110例，结果全部治愈。

◎**方5　明胶乳没膏**

组成：生姜自然汁150毫升，黄明胶90克，乳香末6克，没药末6

克，川椒末 12 克。

用法：先将前 2 味入锅内加热熔化，再放入乳香、没药，熬 2～3
沸取下，放在沸汤上炖，以柳条不停地搅动，成膏后放入川
椒末再搅匀，取下锅，待温时以牛皮纸摊贴肾俞（第 2 腰椎
棘突下旁开 1.5 寸）、脾俞（在背部，当第 11 胸椎棘突下，
旁开 1.5 寸）、腰眼穴（在腰部，位于第 4 腰椎棘突下，旁
开约 3.5 寸凹陷中）。再用醋炒麸皮，布包放膏药上熨之，5～
7 日取下，穴取小疱为度。适用于寒湿腰痛。

温馨提示

腰痛要注重自我护理

腰痛患者宜卧硬板床，束宽腰带，或采用各种围腰保护腰部，
减轻腰肌负担，以防劳损。慎起居，适寒热，节劳欲，防寒保暖，避
潮湿，腰部宜温暖，勿卧寒冷潮湿之地板，汗出未干勿直接吹风及冷
浴。加强腰背筋肉锻炼，可自我热敷、按摩，或做弯腰、后仰、转腰
等活动，以促进血液流通，增强腰部筋肉力量。保持正确的坐、立、
行走姿势，纠正工作中的不良姿势，不要长时间固定一种姿势和弯腰
工作，要间歇伸腰活动，防止腰肌过度疲劳而受损伤。

腰酸背痛腿抽筋，芍药甘草古方灵

症　状　小腿肚抽筋，腓肠肌突然发作的强直性
　　　　痛性痉挛，牵掣、痛如扭转
老偏方　芍药甘草汤

近些年来，提起腿抽筋，许多人都想到补钙。因为广告上就这么说来着："腰酸背痛腿抽筋，身体提醒你，缺钙了！"西医大夫也如是说："腿常抽筋大多是缺钙。"

我曾遇到一位 67 岁的王大爷，一生勤劳，前几年还种着 10 多亩地，真可谓是披星戴月地劳作。可 6 年前他常发生腿抽筋的毛病，说来也怪，别人抽筋仅限于小腿、足趾、手指等处，他有时一发作起来几乎全身都抽筋，痛不可忍。儿媳们孝顺，劝他别干那么重的活了，从广告上听说补钙有效，所以各种补钙的药品拣"特效"的买，吃了不知多少补钙药都没有效果。儿媳们无奈下了最后通牒：如果再种那么多地，今后我们就不奉养二老了。老人家理解儿女心，近 3 年虽然地少种了，可抽筋的毛病依然如故，到大医院也没有检查出器质性的疾病。于是，到医院找到我以寻求中医药治疗。自诉夜间小腿常常阵阵挛急、疼痛难忍、彻夜难眠、行动不便，且每遇受凉、劳累时发作更频繁；而且有时就如身上被什么东西激发一样，突然全身多处都抽筋疼痛，牵掣、痛如扭转，其痛楚难以名状。每次发作后，腰酸背痛，浑身无力。诊察所见，脉弦细、舌质偏红、苔黄腻。我告诉王大爷，不少急性疼痛症（非器质性）、抽搐痉挛常与肝阴不足、津伤血虚有关，是一种肌肉自发的强直

性收缩。腿抽筋、肌痉挛和缺钙是完全不相干的，至于抽筋补钙，这只是一种谬传。中医大多用滋养营血、柔筋缓急、清肝祛风的方法治疗。随即处方：白芍 50 克，甘草 12 克，木瓜 12 克，薏苡仁 30 克，钩藤（后下）16 克，羚羊角（锉成粉末，分 2 次冲服）1.8 克。水煎服，每日 1 剂。服药 5 剂全身抽筋疼痛未再作，腿抽筋发作次数明显减少。考虑到患者煎煮中药麻烦，当时羚羊角又缺货，而且价格不菲。即处芍药甘草汤巩固疗效。

◎芍药甘草汤

组成：生白芍 50 克，甘草 12 克，白糖 30 克。

用法：将甘草、芍药捣碎成粗末，放入煎药容器内，加水 500 毫升，煎煮 20 分钟，滤去渣取汁。如此煎煮 2 次，将 2 次药汁混匀后加入白糖拌匀即成。代茶饮用，每日 1 剂。

王大爷遵嘱坚持服上方 15 日后，腿抽筋的毛病再也没有发作过。经 2 年随访未再作，终于摆脱了多年病痛的折磨。

腰酸背痛其实是肌肉酸痛，腿抽筋自然是筋脉痉挛，脾主一身肌肉，肝主筋脉，肌肉和筋脉有了问题，就要找准主因，治疗应从调和肝脾入手。芍药甘草汤出自东汉名医张仲景《伤寒论》太阳病篇，原方主治误汗后伤及阴血而出现的脚挛急不伸之症。方中白芍酸苦入厥阴，敛阴和营，《神农本草经》谓其"主邪气腹痛，除血痹，破坚积寒热，疝瘕，止痛，利小便，益气"。甘草甘平入太阴，补脾生津，缓中和急，《神农本草经》谓其"主五脏六腑寒热邪气，坚筋骨，长肌肉，倍力，金创，解毒"。二者相伍，酸甘化阴，益气和血，养血通痹，调和肝脾，缓急止痛。本方虽简，但如果辨证准确，随症化裁，临证活用，可治多种痉挛性疼痛，对横纹肌的挛急有镇静解痉的作用，对平滑肌脏器痉挛，如胃肠、胆囊、输尿管、子宫、膀胱及血管痉挛等，均有良好的缓解作用。

实验研究证实，芍药甘草汤具有解痉、止痛、抗炎作用；对病变异常兴奋状态有强力的抑制、镇静作用。其中芍药对疼痛中枢和脊髓性反射弓的兴奋有镇静作用，故能治疗中枢性或末梢性的筋脉挛急，以及因挛急而引起的疼痛。安徽医学院所著的《急腹症资料》上记载，本方芍药、甘草中的成分有镇静、镇痛、解热、抗炎、松弛平滑肌的作用，二药合用后，这些作用确能显著增强。

本方还可治肌肉痛性痉挛综合征。据《云南中医中药杂志》1991年第1期报道，用本方治疗肌肉痛性痉挛综合征32例。用法：杭白芍30～60克，炙甘草10～15克。每日1剂，水煎3次服。上肢肌肉痛加桂枝、伸筋草；下肢肌肉痛加续断、牛膝；肩背颈项肌肉痛加葛根、川芎；胸胁肌肉痛加柴胡、桔梗；腹部肌肉痛加佛手、白术。结果临床症状全部消失，取到较好的止痛解痉效果。平均服2.2剂即疼痛缓解，平均6剂左右症状消除。

我在临床上用芍药甘草汤或以其为基本方加减，治疗肌肉、筋脉痉挛性疼痛多例，疗效十分满意。不过，我用芍药、甘草基本上都是用生白芍、生甘草，不用炙过品。我的体会是，生用养阴柔肝、缓急止痛作用更好一些。

 温馨提示

妙用偏方治痉挛

★芍药甘草加木瓜汤

白芍30克，甘草10克，木瓜10克。血亏明显者加当归15克；畏寒肢冷者加桂枝10克。每日1剂，煎取药汁2次，1日分2次服。一般前3味即能解决问题。本方简便有效价廉，多能一剂知，二剂已，三剂痊愈除病根。

★木瓜茶

每日可取木瓜干品10克（中药店有售），泡水代茶饮。木瓜性味酸、温，酸能走筋，尤入肝经，可舒筋活络、益筋走血、缓挛急。现代研究发现，木瓜中含有黄酮类、维生素C、枸橼酸、酒石酸等，有缓解四肢肌肉痉挛的作用。此方治疗老年人因肝血不足而导致的腿抽筋，轻者10日基本痊愈，重者1个月彻底痊愈。

★内外合治方

①内服：蚕沙（包煎）15克，木瓜20克，桂枝9克，薏苡仁30克，苍术9克，茯苓15克，炙甘草6克。水煎服，每日1剂。②外用：吴茱萸100克，白芥子70克，紫苏子70克，莱菔子70克，诸药粉碎后炒熟装布袋，热敷双下肢腓肠肌，每次20分钟，每日3次，以皮肤潮红为度，1剂外敷药可用3日，冷却后，可放微波炉里加热，继续使用。曾治1例腓肠肌痉挛患者，治疗后第一晚，患者睡觉时已无诉腓肠肌痉挛，欣喜若狂。3日后，继续来诊，予以上方3剂巩固治疗，今已有半年之久，患者无诉不适。

★大蒜擦足心

大蒜适量。用法：把大蒜切出个平面，用平面直接搽患侧足心，搽时稍用力，搽出蒜汁，边搽边伸小腿，一般2～3分钟即可见效。治疗5例，有4例当即见效，痉挛消失，活动自如，愈后不复发。1例连续治疗6次痊愈，追访1年无复发。治愈率100%。

足跟疼痛明病因，食疗妙方"吃"得消

症　状　足跟部疼痛，站立负重时加重，步履艰难疼痛
老偏方　海参大枣猪骨汤；食疗偏方；外治偏方

刚过天命之年的李大伯靠蹬三轮车为生。从去年5月起，李大伯发现自己的足跟部经常出现莫名其妙的疼痛，尤其以足跟部的右侧最为严重，上下楼和步行的时候更是疼痛得厉害。李大伯随便看了个小诊所的医生，被诊断为"肾虚"，开了一堆健脾补肾的中药和一些止痛的西药，但吃完了都不见明显效果。足跟的疼痛如此难忍，李大伯几乎无法再去蹬三轮车了。无奈，他只好来到医院求诊。经双侧足跟部X线拍片，李大伯的病被确诊为"右跟骨骨刺形成"，医生建议手术切除。但李大伯家里没几个闲钱，不愿手术，一再要求保守治疗。

根据李大伯当时气滞血瘀，阻滞经络的症状，我建议他内服外用腰痛灵胶囊治疗。取腰痛灵胶囊4粒，黄酒适量。将腰痛灵胶囊用兑入少量温开水的黄酒送服，每日服1次，在睡前半小时服用。另取腰痛灵胶囊2粒，去掉其胶囊外衣，将药末用黄酒调成稀糊状。先用清水洗净患处，再将此药糊敷于疼痛点上，用敷料覆盖，用胶布固定，可每日换药1次，连续用药7日为1个疗程，连续用药2个疗程。

同时我给他采取了食疗调养的方法，以补益肝肾活血通络。我建议他常服"海参大枣猪骨汤"。

◎海参大枣猪骨汤

组成：海参 50 克，大枣 10 枚，猪大骨 2000 克。

用法：将海参泡软，洗净，切片；大枣去核；猪大骨洗净，捶破，一起放入锅中，加水一起炖 1～2 小时至烂熟，加入食盐、味精、葱花、姜末、花椒等调味服食，每周 2～3 次。

腰痛灵胶囊具有活血通络、散瘀止痛的功效，近年来，临床应用发现其不仅限于治疗各种腰痛及腰椎增生症，治足跟骨骨刺也有很好的疗效。"海参大枣猪骨汤"中的海参是食中珍品，中医学认为，海参可以补肾、养血，营养和食疗价值都非常高。古人发现"其性温补，足敌人参"，俗话说"陆有人参，水有海参"，研究表明常食海参能改善成年人的骨质疏松症和骨质增生症。此方将海参配以益髓壮骨的猪大骨，再辅以补脾养血的大枣，以共奏壮腰膝、益力气、补虚弱、强筋骨之功效。李大伯依着方子连续治疗 1 个疗程（7 日为 1 个疗程）后，疼痛消失，行走自如，续以饮食调理至今，未见复发。

其实，李大伯所患的"右跟骨骨刺形成"是我们日常生活中常见的跟痛症的一种。跟痛症多发生于中年以后的男性肥胖者和长期脚部劳累者身上，是指由于多种慢性疾病而导致的足跟骨跖面疼痛，常于足跟部的一侧或两侧同时发病，上下楼或活动时疼痛加剧。跟痛症包括跟下脂肪垫炎、跟下骨膜炎、跟骨骨刺等疾病，是中老年人较常见病症。本病属中医学"痹病"范畴，多因肝肾阴虚，精髓不足所致。当以养阴益肾，填精生髓，活血通络，化瘀止痛为治则。根据多年的临床经验，我们发现除了"海参大枣猪骨汤"外，其他一些药膳方对治疗跟痛症也有较好的疗效。

◎**猪脚伸筋汤**

组成：猪脚2只，伸筋草60克，调味品适量。

用法：将猪脚洗净，剁块；伸筋草布包，放锅中，加水同炖至猪脚
　　　烂熟后，去药包，调味，再煮一二成沸即可。饮汤食肉，每
　　　周2～3剂。

　　猪脚是指猪的脚部（蹄）和小腿，在我国又叫猪蹄子、猪肘子，在华人
世界中，猪脚是猪常被人食用的部位之一。《随息居饮食谱》说它"填肾精
而健腰脚"。近人发现它能减缓中老年人特别是妇女骨质疏松的速度。伸筋
草能祛风散寒，除湿消肿，舒筋活络。所以本方可补肝肾，祛风湿，强筋骨，
治足跟痛。对于普通老百姓来说，比起海参大枣猪骨汤就便宜多了，而且效
果并不差。我在临床上常为足跟痛者推荐这个食疗方。

◎**当归猪胫骨汤**

组成：当归20克，猪胫骨500克，调味品适量。

用法：将当归布包，猪胫骨打碎，加清水适量，文火炖约2～3小时，
　　　去渣取汁，加味精、食盐、椒粉等调味，再煮一二成沸服食。

　　方中当归补血，活血，止痛，明代张介宾的《本草正》说它"利筋骨，
治拘挛"，在风湿痹痛的治疗中多为常用药；猪胫骨具有滋补肾阴、填补精
髓的功效，古方常用其治筋骨挛痛。这个食疗方可补肝肾，强筋骨。应用表
明用于治疗足跟痛多有良效。

◎杜仲鹌鹑

组成：杜仲 10 克，鹌鹑 1 只，调味品适量。

用法：将鹌鹑去毛杂，洗净；杜仲布包，同放锅中，加清水适量，同煮至鹌鹑熟后，去药包，调味服食。

杜仲还有降压作用，故对足跟痛伴高血压患者尤为适宜。鹌鹑能补脾益气，健筋骨，利水除湿。故本方可补益肝肾，强筋壮骨，适宜于足跟痛患者食疗。

◎海带苡仁蛋汤

组成：海带、薏苡仁各 30 克，鸡蛋 3 个，调料适量。

用法：先将海带洗净，切丝；薏苡仁淘净，二者同放入高压锅中，加水炖烂，连汤备用。锅中放植物油适量，烧熟后，打入鸡蛋炒熟，倒入海带苡仁汤，待沸后，调入食盐、味精即成。

中医学认为，海带性味咸寒，具有消痰、软坚、散结、消炎的作用，有利于消除骨刺疼痛；薏苡仁利湿健脾，舒筋除痹，对风湿痹痛及足跟痛患者有良效；配以鸡蛋补精，滋阴，养血，故此方有补肾健脾，舒筋除痹之功效，适用于中老年足跟痛患者食用。

治疗足跟痛民间还传下了许多外治的老偏方，远的不说，厨房中近在身边的盐和醋就能派上用场。这里介绍一则醋盐泡洗方：陈醋 500 毫升，食盐 100 克。将醋和盐混合，加水至 60℃（注：糖尿病患者可由家人代试水温，避免烫伤）。趁温热浸泡患足，水凉为止。每日 1 ～ 2 次，每次 20 分钟左右，

1周为1个疗程。1周换药1次，再次熏洗时须加温，可持续1个月。在我们家乡许多患足跟痛的老年人都喜欢用这个熏洗的偏方，他们说对缓解疼痛非常有效。

《食物疗法·谷物篇》还介绍了一则"黄豆根汤"熏洗方：黄豆根500克。将黄豆根择净，放入药罐中，加清水适量，浸泡5～10分钟后，水煎取汁，待温度适宜时足浴，每次20～30分钟，每日1次，每日1剂，10日为1个疗程，连续使用1～2个疗程。可祛风通络止痛，不妨一试。

说到这里还要提醒大家注意，不是所有的足跟痛都是足跟骨刺引起的，我前面已讲了多种疾病可以引起足跟疼痛。有一天，我一位老朋友来到我的诊室，他说：我想问下，站立久了足跟痛的病例多吗？我就有这毛病，而且已经9年了，做过不少检查拍了不少的片子，结果拿到片子后没发现有骨刺，不知是什么原因引起的？有什么方法能治愈吗？

我经过仔细询问和检查，告诉他这是足底筋膜炎，是因为足底的肌肉受到外力暴力的冲击或者长时间的走路,引起局部肌肉劳损导致局部筋膜发炎，表现为局部疼痛，走路时疼痛加重。最常见的症状是足跟的疼痛与不适，压痛点常在足底近足跟处，有时压痛较剧烈，且持续存在。晨起时疼痛感觉明显，行走过度时疼痛感加剧，严重患者甚至站立休息时也有疼痛感。足底筋膜炎是运动引起的慢性损伤,最常见的原因是经常长时间走路包括登山健身、徒步旅行、逛商店等活动，连续走上几天，就很容易引起足底的慢性损伤，从而导致足底筋膜炎。另外，鞋跟太硬造成对足跟的压迫，经常穿高跟鞋会加重足底的损伤，也能引起足底筋膜炎。

我早年在农村当"赤脚医生"时就得到一个老农口授的祖传偏方，那就是民间用苍耳子叶作脚垫的疗法，后来应用证明，新鲜苍耳子叶治足底筋膜炎有殊效。我将这个方法介绍给了他。

◎新鲜苍耳叶垫足方

将鲜苍耳子叶数片垫于袜内足跟处，24小时更换新叶1次，通常7次可愈。苍耳子叶有祛风除湿，通络止痛的功效。

我的朋友用了1周后，说很管用，疼痛好多了。我最后嘱咐他，足底筋膜炎患者应减少跳、跑、长走等足部大量运动。每晚可用温热水足浴，促进局部血液循环。老年人最好选择较松软的鞋，如休闲鞋，鞋穿久了要换。这位老朋友按我的要求进行自我保健，此后再没犯过足跟痛的毛病。

为方便读者朋友就地取材，多掌握一些外治方法，下面再介绍二则药垫方。

◎仙人掌垫敷方

取仙人掌适量，刮去其两面毛刺，然后剖成两半，用剖开的一面敷于患足痛处，外用胶布固定，敷12小时后再换半片，冬天可将剖开一面烘热再敷患处，一般宜晚上敷，治疗期间宜穿布底鞋，适量活动，使气血经脉畅通。

◎祛痹止痛药垫

组成：白芷、制草乌、防风各100克，冰片0.5克。

用法：将上药分别研细末，混匀。用布做成与足部大小相应的布袋，
将上药分成2份，分别装入布袋内，缝好封口，制成药垫。
把药垫放入鞋底后部，每周更换1次。

蒲公英治眼病，止痛又消炎

症　状　红眼病，双眼红赤，眼屎多；睑腺炎
老偏方　蒲公英内服＋熏洗方

　　去年夏天，江苏的小周患红眼病，两只眼睛红肿疼痛，眼角不时地就溢出眼眵，清晨醒来总被眼眵糊得睁不开眼。服用多种西药、中成药，同时以眼药水滴眼，均收效甚微。抱着试一试的态度，他根据我编写的《野菜妙用》书中所说，到药店购买了蒲公英 180 克，每日用 60 克放在大电热杯内熬开，滤出三分之二药液备用。用电热杯内所存药渣及药液的热气熏蒸患眼，不冒气时，加热再熏洗至水凉，然后将先滤出的三分之二药汁口服，日用 2 剂，次日见效，3 日痊愈。他在与我聊天时说，你介绍的那个方子还真管用，花钱少，疗效高。原方如下。

◎蒲公英汤

组成：鲜蒲公英 120 克（根、叶、茎、花皆用，花开残者去之，如无鲜者可用干者 60 克代之；小儿用量酌减）。

用法：每日 1 剂，加水煎汤两大碗，温服一碗。余一碗趁热熏洗。治眼疾肿痛，或胬肉遮睛，或赤脉络目，或目睛胀痛，或目痛连脑，或畏光多泪，一切虚火实热之证。

红眼病即急性传染性结膜炎，中医学称为"天行赤眼""火眼"。临床表现为双眼先后发病，患病早期，患者感到双眼发烫、烧灼、畏光、眼红，自觉眼睛磨痛，像进入沙子般地滚痛难忍，紧接着眼皮红肿、眼眵多、怕光、流泪，早晨起床时，眼皮常被分泌物粘住，不易睁开。有的患者结膜上出现小出血点或出血斑，分泌物呈黏液脓性，有时在睑结膜表面形成一层灰白色假膜，角膜边缘可有灰白色浸润点，严重者可伴有头痛、发热、疲劳、耳前淋巴结肿大等全身症状。中医学认为，红眼病的发生多因风热邪毒，突然外袭；或肺经郁热，结聚于眼，损害白睛而致。治疗红眼病的基本原则是疏风清热为主，热毒重者应佐以解毒，但要考虑"肝开窍于目"，故应兼顾清肝火。蒲公英不但是清热解毒良药，而且有清肝泻火的功效，所以用蒲公英治红眼病十分对症。药理学研究证实，蒲公英含有蒲公英甾醇、胆碱、菊糖等，具有广谱抗菌作用，同时含有蛋白质、脂肪、碳水化合物、微量元素及维生素等，有丰富的营养价值，可生吃、炒食、做汤，是药食兼用的植物。

蒲公英治眼疾，我也是从古方书中学来的。清代名医张锡纯《医学衷中参西录》曾记载用单味蒲公英治眼疾，并称"愚自得此方后，屡试皆效"。张锡纯得到此偏方还有一个故事：一位姓于的人告诉他，他的母亲患眼疾，疼痛异常，经延医调治，数月不愈，有位姓高的老妇人，告以此方，一次即愈。说明蒲公英治眼疾当初确属民间偏方。张氏盛赞蒲公英治眼疾之功，著文称：蒲公英"其功长于治疮，能消散痈疔毒火，然不知其能治眼疾也。使人皆知其治眼疾，如此神效，天下无瞽目（盲人，瞎子）之人矣"。

对于风热上攻的红眼病，两眼焮红漫肿，疼痛剧烈，特别是伴有发热者，我在临床上多配以桑叶，疗效会更好。

◎蒲公英桑叶汤

组成：蒲公英、桑叶各60克（小儿用量减半）。

用法：煎水取汁，一半代茶饮，一半待药液冷却后用来洗眼睛。

桑叶属辛凉解表药，能疏风清热、清肝明目。常用于目赤肿痛，视物昏花，迎风流泪，头痛目眩等，治眼疾也是常用药。清代著名医药学家赵学敏，一生潜心于收集、整理民间验方，特别是走方医（又名铃医、草泽医）防治疾病的经验，也就是偏方、秘方。他在《养素园传信方》中就记载了用桑叶煎汤"洗天行时眼，风热肿痛，目涩眩赤"的偏方，用法"桑叶以滚水冲半盏，盖好，候汤温，其色黄绿如浓茶样为出汁。然后洗眼，拭干；隔一二时，再以药汁碗隔水加热，再洗，每日洗三五次"。《本草新编》指出"洗目，宜取老桑叶，自落者无用矣"，可供应用时参考。

如果患红眼病的患者眼睛特别痒，这是因为风甚则痒的缘故，应该疏风止痒，可于上方中加防风、荆芥各10克。眼睛痒的时候千万不要用手揉，那样的话可加重充血，加重病情。

其实，红眼病重在预防。红眼病其传播途径主要是通过接触传染。往往通过接触患者眼分泌物或泪水沾过的物件（如毛巾、手帕、脸盆、水等），与红眼病患者握手或用脏手揉擦眼睛等，都会被传染，最终造成红眼病的流行。夏秋季节，因天气炎热，细菌容易生长繁殖，易造成大流行。既然我们知道红眼病的主要传播途径，就完全可以预防和防止其流行。

如果发现红眼病，应及时隔离，所有用具应单独使用，最好能洗净晒干后再用。患红眼病时除积极治疗外，应少到公共场所活动，不使用共用毛巾、脸盆等。有人认为看一眼红眼病的患者，就会得红眼病，这是没有科学道理的，目前只有通过直接或间接的接触才会患病。患者在治疗期间忌食辛辣食物及烟酒等刺激物，宜食清淡易消化食物。禁忌包眼，以免热毒郁遏，眼眵不易外出而影响治疗效果。

蒲公英清热解毒，消肿散结，因此还可治一种眼科常见病睑腺炎，俗称麦粒肿，又被称为"偷针眼""眼疮"，是一种眼睑边缘（睫毛囊皮脂腺）的急性化脓性炎症。本病发病较急，常于一眼或两眼交替反复发作。得了"针眼"，最初病症是眼皮微痛，感染区泛红，还会有一个小脓点，像针眼儿大小，因而有了针眼的别称。疾病后期，眼睛会瘙痒，易流泪，对轻微的光或闪光有不适感，有时还会出现带黄头的脓。

早在隋朝，巢元方就在其所著的《诸病源候论》一书中对"针眼"有了记载。中医学认为，"针眼"：一是因感风热毒邪，使得眼睑结疤；二是过多食用辛辣食物，脾胃蓄积热毒，上攻于目引起。因此，中医的治疗方法主要是祛风清热，泻火解毒，消肿止痛。蒲公英就有解毒消肿的功效，内服、外用均可。

小敏的右眼患了睑腺炎，已经很长时间了，总是红着。最近有发作的迹象，而且仔细观察还发现居然一只眼睛上长了两个大肿包。她的妈妈带她去眼科医院，大夫给开了眼药水。可小孩不配合，对眼药水深恶痛绝，即使在熟睡中被点，也是拼命挣扎。她的妈妈找到我，询问中医有没有什么简便的偏方，我说你就用蒲公英煎服、擦洗，准能快速治愈。我们药店的蒲公英是干品，时值5月，是蒲公英生长的旺季，我让她到附近公园或郊区去采新鲜的，效果会更好。她的妈妈按照我的指点，在郊区田园里挖了好多蒲公英回家煮水。这次小敏还算配合，居然一日喝了两罐蒲公英水，还吃了一大碗蒲公英拌米饭。给她洗眼睛也很受用。如此5日后肿消痛止。

下面一则验方对成年人患睑腺炎，服之有速效。

◎蒲公英牛膝饮

组成：蒲公英60克，川牛膝15克。

用法：水煎，每日1剂，头煎内服，二煎趁热先熏后洗患眼，每次20～30分钟，一般1～3剂就可治愈，不再复发。

本病多由葡萄球菌感染引起，由于多食辛辣燥热之品，致脾胃湿热内蕴，以致皮脂腺或睑板腺分泌过盛，复受风邪外袭，使热毒上攻壅阻于眼睑皮肤经络之间而发病。蒲公英味苦、甘，性寒，入肝、胃经，有清热解毒、清肝明目的作用，对葡萄球菌有较强的抑制作用。川牛膝入肝经，有引血下行、消肿止痛的功效，所以二药合用对睑腺炎有特效。

家常可以将蒲公英制成凉拌菜，食之多有良益。

◎凉拌蒲公英

组成：鲜嫩蒲公英200克，香油、精盐、味精等调料各适量。

用法：水一大碗煮沸，将蒲公英在沸水中氽1分钟捞出，切成小段，加入以上调味品，做菜。佐餐食用。亦可选鲜蒲公英500克，洗净，绞取汁，每日分2～3次饮用。

功效：清热解毒，消肿散结。用于睑腺炎，症见目赤肿痛之热毒诸证。

蒲公英是一种深受大众喜爱的野生菜，药食俱佳。蒲公英含有较高药用和食用价值，药理学研究表明其具有广谱抗菌作用，在一定程度上可代替抗生素使用。研究分析表明，蒲公英植物体中含特有的蒲公英醇、蒲公英素，以及胆碱、有机酸、菊糖、葡萄糖、维生素、胡萝卜素等多种健康营养的活性成分，同时含有丰富的微量元素，其钙的含量为番石榴的2.2倍、刺梨的3.2倍，铁的含量为刺梨的4倍，更重要的是其中富含具有很强生理活性的硒元素。因此，蒲公英具有十分重要的营养学价值。国家卫生部已将蒲公英列入药食两用的品种。

 温馨提示

治睑腺炎经验偏方

★银菊公英解毒汤

组成：蒲公英60克，金银花15克，菊花15克。

用法：将上述药物浸泡30分钟，煎煮成药汁，趁热将药液倒入熏眼壶中熏疗患眼，每日2次，每次15分钟。熏后用0.3%氧氟沙星滴眼液点眼，每日3次。适用于早期睑腺炎。

★丁枣丸

组成：公丁香7粒，大枣1个。

用法：先把公丁香研成细粉，大枣去核后与公丁香粉末拌匀，制成花生米般大小的药丸，装瓶备用。用时将药丸塞入患者鼻腔内（左眼塞右鼻腔，右眼塞左鼻腔），每日1粒。适用于早期睑腺炎。表现为左眼睑有不适及疼痛感，且越揉越痛，眼睛红肿，流泪；眼睑有麦粒大的肿块。

★草决明汤

组成：决明子30克。

用法：上药加水1000毫升，煎至400毫升，1次服下，每日1剂，小儿酌减。用于睑腺炎。两目反复睑腺炎，两眼睑浮肿，结膜轻度充血，视力下降，畏光怕光，精神抑郁，头目闷胀，眠差，脉弦稍数，舌质红，苔薄黄。

★鱼腥草根方

组成：鲜鱼腥草根1～2根。

用法：取鲜鱼腥草根1～2根，每根长约5厘米。将鸡蛋圆顶部戳一小孔，把草根1～2根塞进蛋内，用胶布封闭小孔，将蛋煮或蒸熟，即可服用。根据食量大小，每日2次，每次1～2只，以2日为1个疗程，反复发作者，可以增加服用次数与疗程。适用于早期睑腺炎。眼上睑生一硬肿块，触痛，未见脓头，外侧睑结膜呈暗红色充血，球结膜不充血。

眼睛疼痛昏花，茶疗效果堪夸

症　状　目昏（视物模糊），近处看东西疼痛昏花

老偏方　茶水熏眼方；决明子茶；黑豆枸杞糖

老花眼是人们因为年龄的增长导致眼睛的调节功能出现下降，造成近距离视物模糊、看不清东西，须配戴专用的凸透镜（老花镜）方能恢复正常的近视能力。老花眼与人的年龄有直接的联系，多发生于四十五岁以后，其程度也会与以前的屈光不正、用眼习惯及自身的健康情况相关。我们在这里推荐几个治疗老花眼的老偏方，对于老年人眼睛的疼痛昏花有显著疗效。

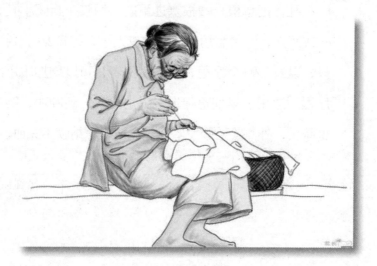

江老年轻的时候一直在制笔厂做笔杆刻字的工作。年轻时为了多赚些钱，他一天工作十几个小时，别的工人平均一天大约刻 3000 个字，而他一天则能刻将近 2 万个字。由于过度使用眼睛，刚刚四十多岁的姜老，眼睛看近处东

西时就出现了疼痛、昏花。后来朋友向他推荐了治疗一个眼睛昏花的偏方，用茶水熏眼睛。

◎ **茶水熏眼方**

沏一杯浓茶放在桌子上，眼睛置于杯口之上熏眼，并用双手捂住杯口，眼睛尽量保持睁开状态。每只眼睛熏 1～2 分钟，如果感觉太热可以让眼睛离开杯口几秒缓解一下，两眼交替着熏，每次以 10 分钟为宜。此方法可根据自身情况每日多次使用。

江老用茶水熏眼 1 个月有余效果显著，眼睛疼痛昏花明显改善，于是他一直坚持应用这个方法，现在虽然已到古稀之年，但视力依然很好，可正常读书看报。

眼睛过度使用，或经常视物模糊，利用茶叶的热气熏眼，可以消除眼部疲劳、驱除睡意，促进眼部血液循环，对因睡眠不足造成眼部肿胀（眼袋）可起到消缓的作用，并可使眼部的炎症被抑制和消缓；又可保持眼部湿润，清热明目，对保护眼睛，恢复视力有极大的帮助。

我们知道，茶叶中含有维生素、挥发油和咖啡因等几百种化学成分，经水蒸气传导后，这些有益的物质不仅会对眼球壁中的脉络膜、睫状体产生好的影响，而且还可以对虹膜以及眼球内的晶状体、玻璃体等起到调节作用。于是，视网膜上的感觉细胞就会将兴奋的视神经信息传递到大脑皮质的视觉中枢，更加清晰的视觉图像就产生了。

你是否留意过，那些懂喝茶的人，沏上一杯热茶后，不是急于喝茶，而是将茶杯在两眼之间晃来晃去，这是为什么呢？用茶水的热气来熏眼睛。这个看似简单的小动作，对于眼睛的健康可是大有好处。不信大家可以试一试，你若将两眼处于半闭合状态，用冒着热气的茶水来蒸熏双眼，每日重复做几次，肯定会感到眼睛格外明亮。特别是老年人眼干多是泪腺分泌不足所导致，用茶水进行热熏，就能起到缓解眼睛干涩的作用。

此外，用茶水洗眼可明目，也可配上菊花、桑叶、竹叶等同煎水。茶叶含有对眼睛有益的维生素 A、维生素 C 及一些微量元素。用纱布蘸上温茶叶水湿敷眼部，久之可见效果，既有保护视力的功效，还有治疗某些眼病的作用。

食疗方中最简便的是饮用药茶。我向周围的中老年人推荐最多的是决明子茶。

◎决明子茶

组成：决明子适量。

用法：将决明子像炒豆子一样爆炒一下（注意别炒焦煳），贮瓶备用。每日以 10～20 克，放在保温杯里用开水冲泡 10 分钟，水呈棕红色即可饮用。多次冲泡仍可保持浓度。

决明子茶色黄清香，味道甘苦，别有风味。江苏名老中医叶橘泉（1896—1989）在省委为他庆祝 90 华诞之际，把他刚编著的养生心得——《老人保健要点》一书赠给与会人员，书中有一条养生体验：常饮决明子茶，能有效防治高血压、血管硬化和便秘。无独有偶，辽宁名老中医彭静山也说，他常饮决明子茶，年过七旬，血压正常，大便畅通，光线充足处不戴老花镜可阅读书报。《神农本草经》将此药列为上品，称其"主青盲，目淫，肤赤，白膜，眼赤痛，泪出。久服益精光"。《广群芳谱》中载："决明子作茶食，助肝益精，治目中诸病。"《江西草药》介绍："决明子炒黄，水煎代茶饮，治高血压。"据说古时有一文人，常饮决明子茶，至晚年体健无病，尤其目力甚佳。曾赋诗曰："愚翁八十目不瞑，日书蝇头夜点星。并非生得好眼力，只缘长年食决明。"临床试验证明，喝决明子茶可以清肝明目、防止视力模糊、降血压、降血脂、减少胆固醇等，对于防治冠心病、高血压都有不错的疗效；而且决明子富含维生素 A 及锌，可防治夜盲症以及避免小儿缺锌。

此外，饮用决明枸杞茶也是不错的选择。取枸杞子、决明子各 12 克，以刚开的沸水泡好，频频饮服，可收到滋补肝肾、清肝明目的功效。

民间蕴藏着许多食疗偏方，用于治老眼昏花常获神奇功效。曲老先生已年七十六岁，以前一直有早上看报纸的习惯，可是随着年龄的增大，眼睛越来越昏花，以至于配戴 400 度的老花镜也只能看十几分钟，否则便会头晕目眩。后经人介绍吃黑豆、枸杞子对眼花、目昏有疗效，而且还能补充脑力。老人持续服用了 1 年多的黑豆与枸杞子配制的药方，疗效十分明显。现在读书看报 1 个多小时也没有任何不适，老花眼的度数也降到了 250 度。

◎**黑豆枸杞糖**

组成：药黑豆 500 克，枸杞子 50 克，红糖 100 克。

用法：把药黑豆用水淘洗干净，去除杂质。黑豆与枸杞子一起放进锅里用加水煮。水面要盖住黑豆约半寸，用大火煮开后改用小火慢慢煮，直到水熬干豆子也熟了，再加入红糖搅拌均匀，把糖水熬干后即制作完成，把煮好的黑豆放入瓶罐中以后食用。每日早上和晚上各嚼食 1 勺黑豆，宜坚持长期服用。

这个食疗方有健脾补肾，益肝明目的功效。《本草纲目》说"黑豆入肾功多……制风热而活血解毒"，唐代陈藏器《本草拾遗》认为，黑豆属温补之品，能"明目镇心"，古代药典上均认为黑豆可驻颜、明目、乌发，使皮肤变白嫩。黑豆中维生素 E 的含量比肉类高 5～7 倍，维生素 E 是一种相当重要的保持青春健美的物质，所含胡萝卜素有保护视神经的作用。枸杞子补肝明目，俗称"明眼子"。历代医家治疗肝血不足、肾阴亏虚引起的视物昏花和夜盲症，常常使用枸杞子，著名方剂杞菊地黄丸，就以枸杞子为主要药物。枸杞子含有丰富的胡萝卜素、维生素 A、维生素 B_1、维生素 B_2、维生素 C 和钙、铁等眼睛保健的必需营养。宋朝诗人陆游爱用枸杞子泡茶或做羹汤吃，晚年视力仍佳，依然读书、写诗不辍。曾有"雪霁茅堂钟馨清，晨斋枸杞一杯羹"的诗句描述。因而在我国古代就流传有"要想眼睛亮，常喝枸杞汤"的民谚。

应用这个药方时请注意：①冷天熟黑豆容易保存，但热天豆子需放入冰箱冷藏，防止变质。②一般服用 1 个多月就有疗效，但要长期服用，不要间断。③药材市场上有药黑豆出售，若取用之疗效更佳。药黑豆不同于普通的黑豆，药黑豆咬开后里面是绿色，而普通的黑豆里面是黄色。④黑豆及枸杞子都属热性，不可过多食用。

总之，中医对老花眼调养的基本原则是宜补肾养阴，益肝明目。中成药可选明目地黄丸、石斛夜光丸等常服，注意服药期间不宜进食辣椒及酒类食品。一些常用中药也有补肾益肝明目作用，如菊花、天冬、生地黄、决明子、山药、山茱萸、枸杞子、女贞子、黑豆等药，常用此类药物制成药粥、药茶服用，同时注意眼睛保健，视力的进一步衰退是可以预防或延缓的。

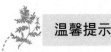

运目眨眼眼睛亮，用眼惜目目不花

★运目眨眼法

平时一有空就利用一开一闭的眨眼来振奋、维护眼肌。同时用双手轻轻搓眼睑，增进眼球的滋润；闭眼时竭力挺胸，两眼紧闭一会再放松。如此反复操作。经常活动眼球，能促进眼内血液循环、按摩活动晶状体和睫状肌，益眼功能甚佳。具体方法有四种：①由近处逐步远看，各选定一物，稍停片刻后，再把视线由远处逐步移近；②头不动，看一方形建筑物四角；③紧闭双眼片刻然后突然把眼睁开，也可在紧闭双眼时，眼球不停地滚动；④双眼紧闭，5秒后睁开双眼，尽力望远处一目标，5秒后再看自己鼻尖5秒，重复3次。

★用眼惜目法

一要注意目勿妄视，目妄视不仅耗精，而且损神。在生活中要避免强光对眼睛的刺激，如不可直视太阳光、电焊光、强闪电、迪厅的激光等。二要注意目不久视，《黄帝内经》指出"久视伤血"。在工作、学习之余，宜常闭目养神、养目；看书写字或看电视不要持续时间太长。在注意用眼卫生的同时，要避免过食辛辣刺激性食物，还应常做眼部保健操等，以消除眼睛疲劳。

迎风流泪，小偏方助你眼睛清爽

症　状　迎风流泪

老偏方　槐角饮；苹果皮饮；菊花、枸杞、桑叶诸偏方

清晨，当你出门锻炼，或者骑着自行车迎风前行时，没过多久眼睛就会溢出泪水，且擦了还有。这种眼泪汪汪的感觉，让人很不舒服。我在门诊时常常会有"迎风流泪"的患者前来咨询中医的护眼及康复疗法。

老李今年 62 岁，可最近却遇到了让他郁闷的事，因为他每日有早、晚室外散步的习惯，可近来每当他顶着风快步走在马路上时，就发现眼泪像开闸的洪水一样，哗哗地往下流，有时连视线都模糊了。于是他赶来向我求助。

眼睛有产生泪液的泪腺和排出泪液的泪道，正常情况下，泪液一部分被蒸发掉，一部分通过泪道流入鼻腔内。有些人对寒冷刺激比较敏感，当眼睛受到冷空气的刺激，泪腺分泌功能增强，便分泌出较多的泪液。同时，泪小管遇到冷风刺激，眼部的括约肌发生痉挛性收缩，这样，本来就比较细的泪小管，不能把过多的泪液马上排出去，便出现了迎风流泪的现象。中医学认为，目流泪水，或见风更多，是由于风热外乘，或肝火外风交郁所致，常伴红肿、畏光等症，属于热泪，宜清肝祛风；肝肾两虚，或悲伤哭泣过久，泪下无时，迎风更甚，眼部不红不痛，称为冷泪，治宜补养。我仔细察看了老李的双眼，眼睑稍松弛，眼结膜发红，排除了泪囊阻塞的可能，确定他属于前一种症型。针对老李的情况，我给他推荐了"槐角饮"与"苹果皮饮"两个偏方。

◎**槐角饮**

组成：取槐角6～12克。

用法：用水煎服，每日2次，每次500毫升为佳。同时，取10克盐溶于1000毫升温开水中，制成淡盐水，用消毒纱布蘸盐水洗眼，要使盐水渗入眼睛，每日3次，每次约5分钟。

槐角又名槐实，为豆科落叶乔木槐树的成熟果实。性味苦寒沉降，凉血止血，泻肝经实火，并能清肝明目，用于头昏目赤肿痛。槐实为保养眼睛的良药，《梁书》载："庾肩吾常服槐实，年七十余，发鬓皆黑，目看细字，亦其验也。"近代药理学研究发现，槐实有降压和改善毛细血管脆性的作用。

◎**苹果皮饮**

组成：取苹果皮10克，白糖15克。

用法：将苹果皮加白糖入锅，再加入水一起煎煮，直到苹果皮完全舒展即成。常温后饮用，每日早、晚各1次。

苹果皮性甘、凉，含有丰富的抗氧化成分及生物活性物质。据分析，普通大、小苹果的果皮抗氧化能力相当于800毫克维生素C的抗氧化能力。

老李坚持用了1周，再到室外散步锻炼时，眼睛清爽无比，再也不流泪了。

应该明了，"老泪纵横"多半不是病。大部分人的迎风流泪，是属于眼睛对寒冷的正常生理反应，不需太过紧张。正常情况下，泪液是由于眼睛受到各种刺激而产生。一部分泪液被空气自然蒸发，一部分泪液则通过眼泪的流出通道——泪小点、泪小管及鼻泪管流入鼻腔。清晨冷空气的刺激，会使眼睛反射性地眼泪分泌增多，而排泄眼泪的"下水道"，却因为遇到冷空气的刺激而收缩变细，致使眼泪的流出通道变狭窄，部分泪水不能及时排出，因而溢出眼眶，出现迎风流泪的现象。老年人由于眼轮匝肌及泪道的肌肉松弛，泪液泵作用减弱或消失，更易出现迎风流泪。

不过也有一些人属于病理性溢泪，这类患者需要及时治疗。如沙眼、眼干燥症、慢性结膜炎、慢性泪囊炎等眼表疾病，使眼睛受到炎症刺激，也会致使眼泪分泌增多；而眼睛的异物、息肉、感染化脓、粘连、结石等刺激，可以导致泪道系统狭窄或阻塞，引起泪液排出障碍，即使没有受到寒风刺激，也会"泪流不止"。这些情况都属于病理性溢泪，需要引起足够重视。如不及时治疗，会导致眼部感染，加重迎风流泪的现象。

这里再介绍几则有助于治疗迎风流泪的偏方。

◎菊花决明茶

组成：菊花10克，炒决明子12克。

用法：沸水浸泡服。

功效：清肝明目，平肝阳。用于肝热目赤，畏光多泪，头昏；或肝阳上亢，头昏目眩。

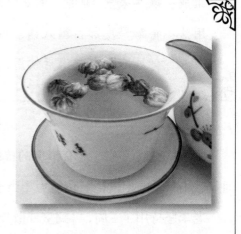

◎菊杞茶

组成：甘菊花、枸杞子各 10 克。

用法：每日泡茶作为饮料，如症状较严重者，加巴戟天肉、肉苁蓉
　　　各 10 克，一同煎服，效果极佳。

◎石膏菊花饮

组成：菊花 10 克，生石膏 25 克。

用法：每日煎水作饮料，症状较严重者，另加入黄芩、黄连各 5 克，
　　　一同煎服，对于眼睛有红肿热痛的炎症者颇有奇效。

◎枸杞酒

组成：枸杞子 250 克，黄酒 1000 毫升。

用法：将枸杞子与黄酒同入玻璃瓶中，密封浸泡 20 日即可。饭后
　　　饮服 50 ～ 100 毫升，每日 2 次。对肝肾虚寒属"冷泪"的
　　　患者尤为适宜。

◎枸杞猪肝汤

组成：猪肝 100 ～ 200 克，枸杞子 30 克。

用法：猪肝切片，与枸杞子共煮汤，煮半小时后加适量食盐调味食用。

功效：滋补肝肾。适用于肝肾虚头晕，视力欠佳，迎风流泪等病证。

◎桑叶熏洗方

组成：干桑叶 30 克。

用法：加一碗水烧开，每日洗眼 3～5 次，连用 1 周。治疗老年

人眼睛迎风流泪、沙眼引起的流泪，疗效肯定。

 温馨提示

迎风流泪须护眼

容易流眼泪的人可以选择清淡饮食，多吃含有维生素A、维生素B的食物。它们主要存在于胡萝卜、大枣、芝麻、大豆、鲜奶、麦芽之中。猪肝、枸杞子也是护眼法宝。用枸杞子泡茶喝既营养又护眼，不妨多喝一些。

早上赶着上班和在寒风中晨练的人们，出门时最好佩戴口罩、围脖和防风眼镜，尽量别让冷风直吹眼睛。有眼干燥症、沙眼、慢性结膜炎等眼表疾病的患者，需在医生指导下使用合适的眼药水，及时治疗。

此外，民间记载吃冰糖炖猪蹄有助于改善迎风流泪，有兴趣的读者也可以尝试一下：将猪蹄1只加冰糖30克，放适量水，置高压锅内炖煮稀烂，1次连汤吃或分早、晚2次吃，连吃7日。

三白散煮鸡蛋，治白内障有殊功

症　状　白内障，目昏（视物模糊）

老偏方　三白散煮鸡蛋

妹夫的老母亲已是 78 岁高龄，前年因白内障在县医院行左眼手术治疗，左眼的视力虽有好转，但右眼几乎看不见东西。老太太到医院眼科找医生欲做右眼手术治疗，可眼科医生说老人右眼属小眼球、小角膜，眼底检查还有视神经萎缩，不适宜手术治疗。她转而询问我有没有中药偏方可缓解或改善白内障的症状。我告诉老人，成熟的白内障中医治愈有困难，西医目前最好的方法就是植入人工晶体治疗。既然您不能手术，煎中药又不是一二剂所能奏效而且又嫌麻烦，那就试试偏方治疗吧。于是，我给老人开了如下处方。

◎三白散

组成：白术、白及、白茯苓各 50 克。

用法：上药分别研为细末，经过细筛后和匀，以 10 克为 1 包，分装成 15 包，贮瓶备用。每日晚饭后、临睡前用制好的"三白散"药粉 1 包，加适量净水配 1 ～ 3 个鸡蛋煎饼食之。做时用植物油少许，亦可加入少量的面粉和适量食盐，注意药粉要与鸡蛋混合均匀，用文火煎成饼，切不可大火爆煎。

白内障患者若将 1 剂药粉服完一半或全部服完后，感到病情明显好转者，可继续再服 1～2 剂或数剂，待完全恢复正常方可停药。1 剂药粉可服 13～15 次，即 15 日为 1 个疗程。初患白内障者 1 剂药粉服完即可治愈。我妹夫的老母亲服了 2 剂后右眼视力大为改善，如今双眼在 5 米内都能看清东西了。

这则偏方来自民间，是我们省里的一位黄先生提供的。据黄先生自述，"三白散"是他们家的家传秘方，经过多年临床施治，已治愈数百例白内障患者。黄先生的父亲在世时，曾嘱咐将其献给大众，以除老年人病痛之苦。经众多病患临床验证表明，"三白散"对于因年老多病、身体虚弱、气血两虚、新陈代谢减退、营养不良或因操心过度而引起的白内障有特效。

细细推敲"三白散"治白内障取效的原理，应该是重在其健脾化浊，升阳明目之功。从中医学角度分析，白内障形成的一个重要原因是脾虚不运，湿浊之邪上犯于眼而致晶珠混浊，不能视物。方中白术健脾益气，燥湿利水。《本草通玄》说：白术为"补脾胃之药，更无出其右者，土旺则清气善升，而精微上逢；浊气善降，而糟粕下输"。故用白术为君药治湿浊上犯之云雾移睛实为合拍。茯苓为利水渗湿要药，元代医家李东垣《用药心法》说它"淡能利窍，甘以助阳"，为除湿化浊之"圣药"。茯苓佐白术，助阳化浊以上利目窍，浊除而睛清目明。白及为生肌敛疮、止血药，有化瘀作用，《日华子本草》还用其治"赤眼"等眼疾；《本草经疏》说"白及，苦能泄热，辛能散结"，对"湿热伤阴之所生"诸眼疾，能起到"入血分以泄热""散结逐腐"的作用，因此，白及对眼结膜、角膜损害也有一定的修复作用。三药与鸡蛋并用，以取其养阴润燥，补老年人精气之不足，共奏健脾化浊、养阴润燥、升阳明目之功。由此可见，该偏方治疗白内障是有一定科学道理的。

这里还得提一下"三白散"应用时的注意事项。一是在服药期间忌食刺激性食物（如辣椒、大蒜等）和生冷坚硬的食品。二是服药期间要尽量减少房事。再者，正常情况下，1 包药粉配 3 个鸡蛋煎饼。患者如系高血压患者，可在煎制药饼时，1 包药配 1 个鸡蛋煎饼，亦可将大部分蛋黄去掉，只用蛋清。1 剂药要连续服完，切忌中途停止。

服药期间要避免眼睛过度疲劳外，应注意加强营养，供给优质蛋白，注意摄取含维生素 B_1、维生素 B_2、维生素 C、维生素 E 等较多的食物和动物肝脏（如牛肝、猪肝、羊肝等），也要多吃含锌食物（如苹果、花生、柿子、牛奶、鱼虾、牡蛎及豆制品等）。除通过食物补给外，也可在医生指导下适量服用含上述成分的药物，以利延缓老年性白内障的发生。

提起白内障，西医眼科医生大多认为是无法依靠中医药治愈的，只有西医手术治疗才行。其实不然，中医是可以治疗白内障的。中医学称白内障为云雾移睛，是指晶珠混浊，视力缓降，渐至失明的慢性眼病。大多是因为年老体衰，肝肾两亏，精血不足，或脾虚失运，精气不能上荣于目所致。故在治疗上需要滋补肝肾、益精明目、健脾益气、升阳明目，能达到这种效果的也就只有中医。

此外，中医也有手术治疗白内障的办法，即白内障针拨术。这是在古代眼科"金针拨内障"的基础上，经过改良的一种手术方法，是通过手术将混浊的晶状体移位到玻璃体腔内，而使患者复明。当年，国医大师唐由之就是用中医针拨术治愈了毛泽东同志的白内障，整个手术仅用了短短 4 分钟！针拨术的适应证为老年性成熟期或近成熟期白内障。本法具有患者痛苦少，手术后不需卧床和器械简单、方法简便等优点。不过，手术治疗必须由有经验的中医眼科医生施行，年老多病患者尤宜到医院施行这种手术方法。

温馨提示

治疗白内障，中医妙方多

★珍珠粉

用法：口服珍珠粉每次1克，每日3次，2周为1个疗程。视力提高再服2周，以后改为每次1克，每日1次，维持半年。

主治：老年性白内障。在我国，很早就把珍珠粉用于白内障的治疗，《本草纲目》中明确指出："点目，去肤翳障膜。"《中西医结合眼科杂志》1996年第4期载，用珍珠粉治疗均获满意疗效。研究认为，珍珠粉中含有大量的硒，如果定期服用珍珠粉，体内的硒就可以得到有效的补充，从而使眼睛中的硒含量大大提高，甚至保持年轻时的水平，使其产生足够强劲的光电反应，达到除障明目的最终目的。

★枸杞龙眼饮

组成：枸杞子20克，龙眼肉20克。

用法：水煎煮服食，每日1剂，连续服用有效。

功效：益精养血、滋补明目。枸杞子富含胡萝卜素、维生素及钙、磷、铁等；龙眼肉亦富含维生素B_2、维生素C及蛋白质，均有明目功能，对眼睛十分有益。适用于用于治疗老年性白内障、视力减退等病证。

★女贞子煎

组成：女贞子20克，黑芝麻15克，决明子10克。

用法：水煎服。用于治疗肝肾亏虚所致目昏、腰膝酸软等症。

★黑芝麻饮

黑芝麻炒熟研成粉，每次以1汤匙，冲到豆浆或牛奶中服之，并加1汤匙蜂蜜。黑芝麻富含维生素E，能延缓人体细胞衰老、改善眼球内的循环，还含有铁质、蛋白质，能维护和增强造血系统和免疫系统的功能，如再加茯苓粉10克效果更佳，是老年性白内障的理想食疗佳品。

★猪肝枸杞汤

组成：猪肝150克，鲜枸杞叶100克。

用法：先将猪肝洗净切条，同枸杞叶共同煎煮，饮汤吃肝，每日服2次。猪肝富含铁、蛋白质、维生素A等，能益肝明目，有明显的改善视力的作用。

★夜明砂蒸猪肝

组成：夜明砂6克，猪肝100克。

用法：将猪肝切片与夜明砂拌匀，蒸熟趁热服食。

功效：养肝补肾，益精养血。主治目昏。

★大枣枸杞茶

大枣7枚，枸杞子15克，加适量水煎服，每日1剂，连续服用。大枣富含蛋白质、维生素C及铁、磷、钙等，能补血明目，有提高视力的作用。

★石斛杞子茶

组成：石斛12克，枸杞子20克。

用法：用沸水泡，代茶频频饮之。滋补肝肾、益精养血。

★桑麻明目散

组成：霜桑叶100克，黑芝麻100克，青葙子25克。

用法：共研为细末，每日服10克，每日2次，连服2周为1个疗程。

功效：养血、益肝、明目。主治老年白内障。

★山药杞菊地黄丸

组成：炒山药250克，枸杞子200克，熟地黄150克，菊花100克。

用法：共研细末，蜜丸，每日服15克，每日3次，连服2周为1个
　　　疗程。

功效：益肝明目。可用于早期白内障。

此外，西红柿与胡萝卜对防治老年人白内障有裨益。新鲜西红柿，开水烫洗去皮后，每日早晚空腹吃1个，或将鲜鸡蛋与西红柿烧汤，调味食用。西红柿富含谷胱甘肽及维生素C等营养，对防治老年性白内障有很好的作用。胡萝卜富含有维生素E、维生素C、维生素A等，能补肝明目。经常适量食用，可有效防治老年性白内障。

治鼻炎有奇方，单味鱼腥草、生黄芪各显神通

症　状　鼻渊（鼻蓄脓症），流黄涕，头痛

老偏方　鱼腥草塞鼻方；一味黄芪饮

　　侄儿已是小学 6 年级的学生，可自小就患有鼻蓄脓症，曾看过中西医，中医说是鼻渊，西医诊为化脓性鼻窦炎。吃过许多中、西药，均时好时坏，无法治愈。尤其天气不好的时候，往往流黄水鼻涕，头脑昏沉，呼吸困难，非常痛苦，而且记忆力下降，影响学习成绩。那时我刚从中医学院毕业走上临床，就给侄儿开了葛根汤合苍耳子散加桔梗、石膏治疗，吃了 7 剂后症状缓解。可大嫂说天天为儿子煎中药怪麻烦的，希望我找一个比较好的偏方以求根治。

　　于是，我忆起了几年前偶然在日本杂志上看到的一篇民间治疗鼻蓄脓症的文章："有一个人，一次闲游到山上庙里与和尚清谈，无意中提到素患鼻蓄脓症，经常流鼻涕且头脑不清醒。于是和尚走到庭院摘了几片'臭腥草'（原稿日文）打碎，然后叫他塞在鼻孔里，俟十几分钟后再取出，他如此试用了几次，而多年的鼻蓄脓症，居然就慢慢痊愈了。"当时，我曾反复考证"臭腥草（原稿日文）"的中文名称，终于弄清了"臭腥草"即中药"鱼腥草"，民间呼之为"蕺菜"，有的地方也称之为"臭腥草"。我知道鱼腥草有清热解毒，排脓消痈的功效，治鼻蓄脓症应该有一定作用。我就让大嫂去采鲜鱼腥草，依法把三四片叶子打碎，塞在孩子鼻孔中，经十余分钟取出，侄儿居然有了

呼吸畅通、头脑清醒的感觉，经多次试用，侄儿多年来的鼻炎，竟不知不觉地痊愈了。

◎鱼腥草塞鼻方

组成：新鲜鱼腥草。

用法：捣汁，滤后每日滴鼻3次，每次每侧2～3滴；或用鲜鱼腥草3～5片，洗净揉碎，塞入鼻孔中。可用于慢性鼻窦炎或萎缩性鼻炎。鼻塞半日就见效，鼻蓄脓症如能坚持用药数日间可望痊愈。

　　药理学研究表明，鱼腥草煎剂在体外能明显促进人外周血白细胞吞噬金黄色葡萄球菌的能力，还有抗病毒、抗炎、提高机体免疫力等作用。鱼腥草在我们南方的农村田埂边随处可见，取材方便。在城镇，各中药店皆有干品出售，价格低廉。那么，鱼腥草干品治疗鼻炎如何用呢？每日取鱼腥草干品30克，加水300毫升，煎取药汁200毫升，分2次口服；另将仍浸润有药液的鱼腥草叶片捏成小团（药液勿挤干）塞入鼻孔中，每1小时换1次；或用挤出的药汁滴入鼻孔中。还有一个非常省事的办法，那就是到药店中购买鱼腥草注射液滴鼻，每次2～3滴，每2小时滴1次。

　　在鼻炎类型中，变应性（过敏性）鼻炎非常多见。变应性鼻炎以鼻痒、喷嚏、鼻流大量水样清涕、鼻黏膜肿胀等为主要特点。虽然变应性鼻炎不是一种严重疾病，但可以影响患者的日常生活、学习以及工作效率，并且造成经济上的沉重负担，可诱发支气管哮喘、鼻窦炎、鼻息肉、中耳炎等，或与变应性结膜炎同时发生。治疗变应性鼻炎就不能不说一说黄芪，中医有一个以黄芪为主药的名方叫"玉屏风散"，药用黄芪15克，白术12克，防风10克，水煎服，每日1剂。方中可加用生姜3片，大枣5枚。主治气虚自汗，容易感冒者。变应性鼻炎、花粉症、哮喘、老人感冒等经常应用，疗效也特别好。而在抗过敏提高机体免疫力方面，用单味黄芪治疗变应性鼻炎则更便捷有效。

◎一味黄芪饮

组成：生黄芪50克。

用法：将黄芪放入碗中，加水100～150毫升，覆盖，置蒸锅中
　　　隔水炖1小时，每日如法炖2次口服，连用1周为1个疗程。
　　　直接加水煎服，亦可。

曾治王女士，32岁。1990年妊娠2个月时外感风寒，1周后外邪尽，而鼻痒、喷嚏频作、鼻塞流清涕一直延至产后，缠绵不愈。晨起一遇冷空气即发，遇劳尤剧。五官科诊断为"变应性鼻炎"，几年来曾服过氯苯那敏、阿司咪唑、酮替芬等抗过敏药，服时症状消失，停药后又复发。患者平时倦怠懒言，气短音低，纳呆腹胀，畏寒便溏，面色无华，舌质淡苔白，脉濡弱。按中医辨证应为肺脾气弱，用益气固表的治法。因此，试以上方用单味生黄芪饮治之。患者连服1周后，鼻痒减轻，喷嚏减少，1月后症状消失。半年后王女士又因身体过劳而复发，仍以原法治疗而愈。

黄芪性味甘、微温，入肺脾经，生用益气固表，利水消肿，托毒生肌，炙用补中益气。《汤液本草》载："黄芪，治气虚盗汗并自汗，即皮表之药……又治咯血，柔脾胃，是为中州药也……又补肾脏元气，为里药。是上中下内外三焦之药。"中医学称黄芪为"补气诸药之最"。据药理学研究，黄芪有强壮、抗过敏、利尿、降压、降糖等作用。生黄芪价格低廉，安全可靠，疗效肯定，

未发现其他副作用，可以久服。

对于素有变应性鼻炎病史，体质为肺气不足型者，缓解期可服用"屏风粥"。生黄芪 30 克，防风 9 克，大枣 8 枚，粳米 100 克。将黄芪、防风洗净，水煎去渣取汁备用；将大枣、粳米洗净，同置锅中，加入药汁及适量水，共煮至米烂粥成。每日 1 剂，分 2 次服食。经常食用可有效预防鼻炎发作。

 温馨提示

鼻炎康复：慎防外邪勤按摩

经常参加体育锻炼，以增加抵抗力；注意不要骤然进出冷热悬殊的环境；常做鼻部按摩，如长期用冷水洗脸更佳；已知变应原者，尽量设法避免接触。若为季节性发作，提前 1 周进服鼻窦康胶囊及鼻窦康雾化复合剂以预防。

发作期间，要注意保暖。每当打喷嚏之前，急按摩迎香穴，按摩到该处发热时为度。保持心情舒畅，树立战胜疾病的信心，以积极的心态预防和治疗本病。

在这里介绍一则简易鼻部按摩法：先将两手鱼际互相摩擦至发热，然后以双手鱼际按于鼻两侧，沿鼻根至迎香穴往返摩擦至有热感时为止。继而再由攒竹向太阳穴推，至局部有热感时为止。每日 2～3 次。亦可用两手中指于鼻梁两边擦 20～30 次。

牙痛起来真要命，荷叶茶松节水止痛效如神

症　状　牙痛

老偏方　荷叶茶；松节水；白酒花椒水

俗话说："牙痛不是病，痛起来真要命。"牙痛患者确实很痛苦。顾先生前几天由于上火，牙痛了起来，白天工作忙，没顾上去看医生，心想忍忍就过去了，谁知到了晚上疼痛愈发严重，让他心烦意乱、寝食不安。后来，他的夫人从家中一本偏方书上找到了一个荷叶茶缓解牙痛的方法，立即按方试用了一下，结果发现确实很管用，连续用了3日后，牙痛就彻底好了。

◎荷叶茶

组成：取干荷叶20～30克。

用法：水煎15分钟左右，
代茶温服，每日2次。
适用于牙髓炎、牙
周炎、牙槽脓肿、
根尖周炎，以及冠
周炎等引起的牙痛。

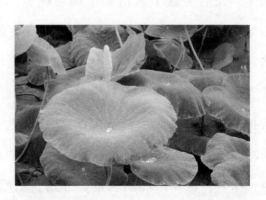

中医学认为，荷叶味苦、涩，性平，具有清暑利湿、散瘀止血的功效。《人民军医杂志》曾报道，用荷叶治牙痛 50 例获效的报道。荷叶上清头目之风热，芳香散瘀可定痛，因此，牙痛患者不妨一试。

需要提醒大家的是，荷叶性凉，寒性体质、患有胃肠疾病的人，喝了荷叶茶，可能会引起胃痛、腹泻等不适。

民间用松节煎水漱口治龋牙痛也特别有效。

◎松节水

黑松（也叫油松）节，也就是分叉节部剪下来用 30～60 克，剁成小块，用搪瓷缸装水，文火煮半小时。口含热松节水 20 分钟，热含冷吐，反复含漱，龋齿一次性治好去根。

这个偏方是我的老乡洪先生提供的。据洪先生介绍：此方已应用十余年，先后为数十人治龋齿痛均痊愈，治愈率 100%。我在临床上也曾为牙痛患者试用过，其止痛效果比较满意。松节味苦，性温；能祛风通络，活血止痛。其实，这则偏方也是从老祖宗的验方中演化而来。唐代的《玄宗开元广济方》《外台秘要》有"治牙齿疼痛，牙断（龈）肿痒，齿根宣露"方：用肥松节配细辛、蜀椒、胡桐律（注：胡桐律为杨柳科植物胡杨的树脂流入土中，多年后形成的产物。又名石律、胡石泪、胡桐碱。味苦，性寒；能治齿痛，牙疳，咽喉肿痛），共研粗末，以清酒煮十沸，趁热含口中，冷即吐出，更换热药液再含，牙痛可止。宋代《太平圣惠方》以松节（锉碎）、槐白皮、地骨皮各一两（30 克）。上药，捣筛为散，每用五钱（15克），以水一二盏，煎五七沸，去滓，热含冷吐，"治齿风，疼痛不止"。又载：以松节烧灰揩牙，能"治牙齿历蠹（即蛀牙；龋齿），齿根黯黑"。药理学研究发现，松节有一定的镇痛、抗炎作用。松节中药房有售，牙痛患者及龋齿疼痛者不妨试用之。

此外，偏方治牙痛，花椒最常用。花椒不仅是家里常用的调料，也是一味用途广泛的中药。因为它具有局部麻醉、止痛作用，因而在牙痛时是用得较多的一味药。

◎白酒花椒水

花椒10克，加适量的水煮约5分钟，然后加入白酒50毫升左右。待完全凉后，将花椒过滤掉，再把白酒花椒水倒入洁净玻璃瓶中备用。牙痛时用洁净棉签蘸此水后放入牙痛的部位咬住，很快就能止痛。

关于花椒对牙齿的作用，早在《神农本草经》中就有记载，说它"主风邪气，温中，除寒痹，坚齿，明目"；《本草纲目》也认为，花椒能"坚齿、乌发、明目，久服，好颜色"，并附方曰"治虫牙疼痛，烧酒浸花椒频频漱之"。其实这个蘸白酒花椒水的方法与《本草纲目》中的附方有异曲同工之妙。当然，如果花椒的功效仅限于"坚齿"，那是很难有这么神奇的止痛效果。之所以能快速止痛，是因为花椒有局部麻醉作用。有研究表明，液体里花椒浓度达20%以上，其麻醉效果就可以与真正的麻醉药相比。动物实验证实，花椒稀醇液有局部麻醉作用，在家兔角膜表面麻醉，效力较丁卡因稍弱；对豚鼠的浸润麻醉，其效力较普鲁卡因为强。此外，花椒还有一个功效，就是杀虫抑菌。

所以，本方不但可以治各种类型的牙痛，还对牙龈炎、龋齿之类的细菌感染性牙病有标本兼治的效果，是非常好的一个方子。

花椒止牙痛，除了蘸白酒花椒水，也可以用下述简便方法。

①把1粒花椒直接放在龋齿上，用力咬住，或将花椒末塞入龋洞，效果都是很不错的。

②取花椒20克，枯矾9克，共研细末，每日擦牙，能治牙痛防止反复发作。

③用花椒1克，细辛0.6克，白芷、防风各3克，上药共研粗末，用150毫升滚开水泡透。含水入口，片刻吐出再含。用后大多在20分钟内疼痛缓解。

牙痛的原因有很多，一旦感觉牙痛难忍，而且用上述偏方治疗未能缓解者，最好及时到口腔科就医，及时做相关检查，查明病因，以免延误病情。另外，由于龋齿是导致牙痛的一个最普遍因素，所以早晚刷牙，饭后漱口，多喝茶（茶中含有氟，能提高牙齿防酸抗龋能力），少吃酸性刺激性食物，如青杏、梅子等，都是很有必要的。

温馨提示

鼻腔用药治牙痛

清代外治大师吴尚先在《理瀹骈文》中说"纳鼻而传十二经"，说明鼻腔用药可治多种疾病。口腔是鼻腔的近邻，腔道相通，故鼻腔用药治牙痛可谓用药之捷径。

★鼻嗅法

取净硼砂、玄明粉、公丁香、细辛各3克，冰片2克，白碱粉9克。

用法：先将公丁香、细辛研极细末，再同其他药共研匀，瓶贮备用。嘱患者口含温开水适量，取上列药粉少许以鼻嗅吸。左牙痛以右鼻嗅吸，右牙痛以左鼻嗅吸。

主治：此方可治各种牙痛，并可治偏头痛。

★取嚏法

①治风冷牙痛可用牙关散，药如：白芷、细辛、良姜、荜茇、香附、川椒、露蜂房（炒）各等份，共研为极细末。每取少许吹鼻取嚏并擦牙。②用一字散亦佳，药如：全蝎梢、细辛、高良姜、荜茇、胡椒、蜂房各30克，研为极细末，贮瓶备用。每取少许搐鼻取嚏，若再用1.5克配合擦牙，则效果更佳。

★塞鼻法

取大黄末适量，以湿棉球蘸之塞鼻，可治胃火牙痛；用防风、白芷、冰片、细辛、薄荷脑各等份，研细末，以棉绒揉之成棉球塞鼻，既可治牙痛，还可治各种头痛及鼻炎等。

口疮缠绵痛难忍，巧得偏方用之灵

症　状　口腔黏膜破溃，反复发作，疼痛难忍
老偏方　蚕沙代茶饮；食疗验方；灯心草局部外敷方

口腔溃疡又称口疮。口疮和牙痛一样，看起来不起眼，痛起来要人命。缠绵难愈让人烦恼，别说面对美食无法享受，有时连喝口水都要忍着疼痛。

复发性口腔溃疡属中医学"口疮""口糜""口疳"的范畴。多见于中年妇女，是口腔科的常见病、多发病，其病程长，反复发作。临床表现为口腔黏膜反复出现孤立的、圆形或椭圆形的浅表性溃疡，局部灼热疼痛。且溃疡多数散在性分布于容易活动的黏膜区域，因而常常因疼痛难忍令患者寝食难安。对患者身心危害较大。

年轻的小王口腔黏膜溃疡史已 2 年，反复发作，逢劳累或过食辛辣肥甘之品易发，近日食羊肉后复发。伴口苦且腻，胃纳不佳，大便溏而不爽，小便黄，舌质红苔浊腻，脉濡数。诊见下唇黏膜有 2 个绿豆大溃疡点，溃面凹，呈深红色，进食时疼痛，口中秽臭。我嘱他用蚕沙 60 克煎汤代茶，连服 7 日后，溃疡面已愈合，再服半个月以巩固。随访 2 年未复发。

◎蚕沙代茶饮

组成：蚕沙 15 ～ 60 克。

用法：将蚕沙加水煎汤，滤取药汁，代茶频饮，连服 7 日为 1 个疗程。

功效：化湿逐浊。脾虚湿浊内滞之口腔溃疡。

　　单味蚕沙煎汤代茶治疗口腔溃疡是一则民间流传的有效验方。蚕沙是家蚕的干燥粪便，又称晚蚕沙。据本草文献记载，蚕沙善治肢节不利、风痹瘾疹等病，有祛风清热、除湿化浊的作用。口腔溃疡临床以心脾积热证为常见，由湿热浊邪上泛不下行所致。蚕沙为蚕之干燥大便，化湿逐浊之力殊，同时引浊邪下行之功，他药不能及。西医学认为口腔溃疡，特别是反复发作的患者，为免疫功能低下，缺乏多种维生素所致。蚕沙含有丰富的维生素 A、维生素 B 及蛋白质，治疗此病，甚为合拍。临床观察，用此方治疗口疮 35 例，男 20 例，女 15 例，年龄以青壮年为多，病程 5 日至数年。一般服药 7 日即获愈，最长服药 2 个月，均收效甚佳。

　　口疮虽生于口，但与内脏有密切关系。中医学认为，脾开窍于口，心开窍于舌，肾脉连咽系舌本，两颊与齿龈属胃与大肠，任脉、督脉均上络口腔唇舌，表明口疮的发生与五脏关系密切。《素问·至真要大论篇》说："诸痛痒疮，皆属于心。"口疮之火，不独责之于心。平时忧思恼怒，嗜好烟酒咖啡，过食肥甘厚腻，均可致心脾积热、肺胃郁热、肝胆蕴热，发为口疮多为实证；肾阴不足，虚火上炎，发为口疮多为虚证；年老体弱，劳倦内伤，损伤脾胃，可致中焦枢纽失司，上下气机不通，上焦之阳不能下降，下焦之阴不能上行，心火独盛，循经上炎，也可发为口疮，此多为虚证。由于口疮病程长，多反复发作。因此，我在临床上多采用食疗偏方治之，以其制作简便，适宜于长期服用故也。现将我在临床实践中应用有效的两则食疗偏方奉献给大家。

临床用法：心火偏甚之实证用竹叶通草绿豆粥；肾阴不足，虚火上炎者用乌梅生地绿豆糕。

◎竹叶通草绿豆粥

组成：淡竹叶10克，通草6克，甘草1.5克，绿豆30克，粳米150克。

用法：将淡竹叶、通草、甘草剁碎装入纱布袋，与绿豆、粳米一起加水放置30分钟，以文火煮制成稀粥。早、晚分食，每日1剂。

功效：清热泻火，解毒敛疮。适用于口舌多处糜烂生疮，疮面红肿，灼热疼痛，甚则口臭牙龈肿痛，伴口渴多饮，尿黄便秘，舌红苔黄，脉滑数等。

◎乌梅生地绿豆糕

组成：乌梅50克，生地黄30克，绿豆500克，豆沙250克。

用法：将乌梅用沸水浸泡3分钟左右，取出切成小丁或片。生地黄切细，与乌梅拌匀。绿豆用沸水烫后，放在淘箩里擦去外皮，并用清水漂去。将绿豆放在钵内，加清水上蒸笼蒸3小时，待酥透后取出，除去水分，在筛上擦成绿豆沙。将特制的木框放在案板上，衬以白纸一张，先放一半绿豆沙，铺均匀，撒上乌梅、生地黄，中间铺一层豆沙，再将其余的绿豆沙铺上，按结实，最后把白糖撒在表面。把糕切成小方块。当点心随意用食，嚼后慢慢含咽。未食完的放冰箱中冷藏贮存。

> 功效：滋阴清热，解毒敛疮。适用于虚火上炎之口疮，症见溃疡颜
> 色鲜红，数量多，形状不一，大小不等，疼痛昼轻夜重，伴
> 心悸心烦，失眠多梦，健忘，眩晕耳鸣，腰膝酸痛，咽干口
> 燥，小便短黄，舌红苔薄，脉细数等。

在治疗口疮的过程中，巧用中药外敷是最为适宜之法。这里介绍一个灯心草末外敷方。

◎灯心草末外敷方

取灯心草适量，将灯心草干品放入生铁小平锅内，锅置于火上烧，直到锅内药物黄焦或焦黑未燃着为止，然后取出，研为极细药末，涂于口腔黏膜溃疡处即可。

灯心草功能清热泻脾。以其药末局部涂抹治小儿口舌生疮屡用屡验。一般涂抹1次即痛止，涂抹2～3次即见溃疡面愈合。曾治李某，男，29岁。1983年2月6日就诊，自诉口腔内数处溃疡，疼痛甚，不能进食。曾局部涂抹西药软膏和口服维生素B及维生素C，肌内注射青霉素1周，但效果不佳，此伏彼起，不断复发。检查见舌尖部有2个大米粒大小黄白色溃疡面，舌左侧、下唇部各有一个黄豆大小的黄色溃疡面，下唇右侧近口角处有一如芝麻大小的溃疡面。舌质红，苔中根黄腻。辨证为湿阻中焦，心火上炎而生口疮。嘱将灯心草15克用上述方法烧灰涂抹患处，每日2次。第三天，患者高兴地告知：只涂抹1次就明显好转。1个月后随访，未见复发。《上海中医药杂志》曾报道，用本方治疗口腔溃疡62例，均于涂抹1～2次后疼痛止，溃疡面渐次愈合。

温馨提示

口疮外治妙方多多

局部治疗和整体治疗相结合可提高疗效。以下介绍几种中草药治疗口腔溃疡的方法。

★含漱疗法

可用黄芩10克，竹叶10克，麦冬15克，金银花10克，菊花10克，青果10克泡水含漱，每日1剂。曾有人报道用细辛煎液含漱法治复发性口腔溃疡，可取得较好疗效。细辛煎液的制备及用法：每日取细辛10克，加水100毫升，煎煮5～10分钟，取液60毫升，分3次口含、漱口，每次10～15分钟，漱后吐出，不可吞咽入胃，溃疡面愈合后即可停药。

★中药散剂

①溃疡散：茄子100克，地龙25克，猪头骨30克，侧柏叶20克，灯心草15克，冰片10克。用法：采经霜打后的茄子（个小者为佳品）切片晒干或烘干，研细；地龙、侧柏叶焙黄研末；猪头骨放炉灶内煅透，灯心草直接用火烧成炭后共研细末；再取冰片用乳钵研细，加入诸药混匀同研为细末后，过筛装瓶备用。遇口腔溃疡者可直接取药粉涂撒溃疡面，一般经上药治疗5～6日可愈。

②黄瓜霜：老黄瓜1条，切去一小段，掏尽黄瓜子后，装入芒硝，再将切下的一小段盖上，悬挂在阴凉通风处，5日后，可见黄瓜表面附着一层霜，每日用毛笔将黄瓜霜扫下来，装入瓶中。用时先将口腔

溃疡面用金银花与甘草煎成的汤洗净，然后将黄瓜霜撒于患处，每日3～4次。

③明矾蜘蛛散：明矾60克，放入砂锅内加热熔化，并放入活蜘蛛6只，待白矾全部成为枯矾时离火，剔除蜘蛛，放乳钵内，加冰片1.5克，共研细末，吹患处。

④猪苦胆霜：取猪苦胆1个，于胆上部剪一开口，将明矾末沿口塞入，塞满为度，用线将开口扎紧，悬挂于屋檐下自然晾晒，待猪胆表面出现一层白霜时（至少1年）取下，研成极细末，装瓶备用。用时取少许涂患处，每日3次。

★膜剂与喷雾剂

中成药膜剂有口腔溃疡药膜、蜂胶口腔膜等；喷雾剂有金喉健、口腔炎喷雾剂等，可直接喷洒于溃疡面。临床上还可用复方儿茶散喷粉剂治疗。用法：儿茶60克，煅人中白45克，黄连18克，青黛18克，冰片9克，穿心莲9克，薄荷6克，共研细末，贮于喷粉器中（置阴凉处），每日喷5～6次。据临床观察，此方治复发性口疮及急性疱疹性口炎均有良效。

★敷涌泉法

①用吴茱萸粉末12克，以醋或茶或酒调成糊状，每晚睡前分贴两足心涌泉穴，连用3～5日。②取吴茱萸、细辛各等份，研末，以30%二甲基亚砜调成软膏，装瓶备用。每晚临睡前洗净双足，擦干，取药膏如蚕豆大置伤湿止痛膏中心，贴于双足涌泉穴，每日换药1次，一般用药4～5日有显效。③用生硫黄、硝石各半，水、面适量，调敷双足心亦可。

慢性扁桃体炎，巧用夏枯草穿心莲

症　状　发热，喉核红肿疼痛，状如乳蛾或蚕蛾
老偏方　夏枯草茶，夏枯草煮鸡蛋；穿心莲豆干汤

　　小倪 33 岁，既往有慢性扁桃体炎病史，每遇外感就容易引发咽喉红肿疼痛，急性发作时都要用抗生素治疗三五日才行。某日小倪出现咽喉疼痛、干燥灼热、吞咽困难，并发热恶寒。检查见扁桃体红肿明显，表面有黄白色脓点，舌边尖红、苔薄黄、脉浮数。他来我处寻求简便验方治疗，期望能防止反复发作。我即予以单味夏枯草 60 克，水煎频服。次日，症状明显减轻，继服 2 日痊愈。

◎夏枯草茶

组成：夏枯草 30～60 克（用于预防每次 30 克即可）。

用法：水煎 2 次，混合后 1 日内频频服完，服时徐徐咽下，以延长药液在咽部的滞留时间，使药较持久地直接作用于病灶处，增强抗菌消炎的作用。

　　小倪此后常以夏枯草 30 克，沸水冲泡代茶饮，迄今为止未见扁桃体炎复发。

夏枯草性寒，味苦、辛。《神农本草经》言其治"寒热、瘰疬、鼠瘘、破癥、散瘿结气"等用途，说明我们的老祖宗早就知道夏枯草有清寒热、散痈肿之功。笔者根据其苦寒清热，辛能散结的作用，治疗急慢性扁桃体炎，收效颇佳。中医学认为，急性扁桃体炎是由风热邪毒搏结于咽喉所致，称之为"风热乳蛾"。取夏枯草之苦寒以清泄热毒；取其辛味，以发散风热、消散郁结，使乳蛾自消。慢性扁桃体炎多由急性扁桃体炎反复发作所致。我们的经验体会是，治疗时，在辨证的基础上加夏枯草15～30克，对肿大的扁桃体有很好的消散作用；平时常饮夏枯草茶能有效地预防复发。

民间常用夏枯草煮鸡蛋预防小儿扁桃体炎。在门诊，小儿呼吸道疾病非常常见，很多都是感冒后扁桃体炎发作，咽喉疼痛，治疗上大多选用抗生素和清热解毒类中药，虽有效，但容易反复发作。而且毋庸置疑，长期应用抗生素对人体健康有着很大损害。因此，在此介绍夏枯草煮鸡蛋的简单预防方法，以减少过度治疗，保障孩子的健康。

◎夏枯草煮鸡蛋

组成：夏枯草15克，鸡蛋1枚。

用法：加两碗水，煮成一碗。鸡蛋可以在煎煮的中途敲破蛋壳便于
　　　入药。饮汤吃蛋，用于预防每周服2～3次。此汤味甘微苦，
　　　不难喝。这一方法屡经验证，对预防儿童扁桃体炎的复发疗
　　　效确切。

值得注意的是，作为预防，本方应该在扁桃体炎不发作时服用，发作时服用则不恰当。并且，本方对儿童较为有效，对成人效果不太明显。另外，

急慢性咽喉炎、扁桃体炎，均可每日用淡盐水深漱口。盐水可以杀菌，有消炎退肿的疗效，有助于防治儿童扁桃体炎，简单易行。儿童平时应少吃油炸、辛辣食品，少吃海鲜食品，也可预防或减少本病发作。

倘若慢性扁桃体炎急性发作，用此方治疗亦有良效。邻居家的孩子小明扁桃体炎发作，双侧扁桃体红肿明显，影响吞咽功能，有咳有痰（偏黄），发热（体温为 38～39 摄氏度），脉搏快而有力，头沉重有轻微眩晕。家人按我交代的方法以夏枯草 25 克，鲜鸡蛋 1 枚，加水久煎至一小碗汤，喝汤吃蛋。第一服，当日热稍减，次日起床则发现红肿消退 5 成；继续第二服，第三日则各种症状渐消，红肿只有原来的二三成了；如此服药 5 日痊愈。继后用夏枯草煮鸡蛋常服，3 年间未见复发。

前年，张女士曾向我推荐一个治疗扁桃体炎的偏方，配方很简单，穿心莲、山豆根和射干 3 味中药。据说她的父亲和女儿患扁桃体炎都是用这个方子，很有效。我就将这个偏方命名为"穿心莲豆干汤"。

◎**穿心莲豆干汤**

组成：穿心莲 15 克，山豆根 9 克，射干 9 克。

用法：上药加水 400 毫升，煎 2 次，共取汁 200 毫升，分 2 次服，
每日 1 剂。适用于风热所致的扁桃体炎。

我在临床上经过验证，这个方子确实能缓解扁桃体炎的症状。中医学认为，穿心莲可清热解毒、凉血消肿，所以对于口腔炎、扁桃体炎导致的口咽肿痛均有一定效果。《泉州本草》中早有记载，穿心莲可"清热解毒，消炎退肿。治咽喉炎症，痢疾，高热"。实验证明，穿心莲能增强免疫力，抑制病毒繁殖；水煎剂在体外能提高外周血白细胞吞噬金黄色葡萄球菌的能力。此外，方子

中的山豆根可清热解毒、消肿利咽，对于外感风热，或痰热壅盛所致的咽喉肿痛等有明显缓解效果；射干也能清热解毒、散结消炎、消肿止痛，可用于治疗扁桃体炎及腰痛等。三药均有抗炎、抗菌、抗病毒作用，故治疗扁桃体炎疗效可靠。

需要提醒大家的是，本方仅对风热所致的扁桃体炎有缓解作用，感受风寒的患者要慎用或禁用。从西医学角度分析，扁桃体炎的致病菌主要为溶血性链球菌，其他如葡萄球菌、肺炎球菌、流感杆菌及病毒等也可引起，儿童反复感染，有可能引起风湿病、急性肾小球肾炎、心肌炎、支气管哮喘等全身并发症，因此，患者一旦感觉嗓子痛，最好及时就医，明确诊断，及时治疗。同时，患者应注意休息、适当多喝水。

温馨提示

民间防治扁桃体炎的效验方

★消炎茶

组成：蒲公英、金银花各400克，薄荷200克，甘草100克，胖大海50克，淀粉30克。

用法：先取薄荷、甘草、胖大海及蒲公英200克、金银花200克，磨成细粉，过筛备用；将剩下的蒲公英、金银花加水煮2次，合并煎液，过滤，浓缩至糖浆状，与淀粉浆混合在一起，经煮沸成糊状；再与上述备用药混匀，成软块，过20目筛制粒，烘干。每次10克沸水冲泡10分钟，喝上面的清液，日2次。

功效：清热解毒。适用于急性扁桃体炎。

★莲花茶

组成：金莲花、茶叶各6克。

用法：将金莲花、茶叶放入茶杯中，以沸水冲泡，代茶饮。每日1剂。金莲花为毛茛科植物金莲花或亚洲金莲花的花。气浓香，味微苦，性寒。

功效：清热解毒。常用于治疗上感、扁桃体炎、咽炎、急性中耳炎、急性鼓膜炎、急性结膜炎、急性淋巴管炎、口疮、疔疮等。

★酸梅青果汤

组成：酸梅6克，青果（橄榄）25克，白糖适量。

用法：将酸梅及青果放入砂锅内浸泡2小时，然后煎煮，服时加白糖调味。

功效：养阴清热，生津润喉。适用于防治扁桃腺炎。

★橄榄明矾方

组成：橄榄12个，明矾1.5克。

用法：先将橄榄用冷开水洗干净，用刀将每个橄榄剖4～5条纵纹，将明矾研细掺入纵纹内，每1～2小时吃2个，细嚼慢吞，有痰吐痰，无痰将汁咽下，注意将橄榄渣吐出以免妨碍消化。对咽喉肿痛，小儿扁桃体炎有较好疗效。